SIBO BIPHASIC-DIÄT-KOCHBUCH

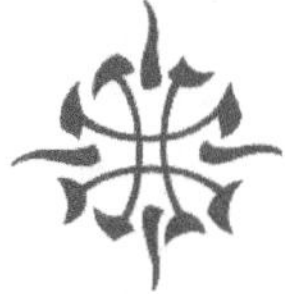

Einfache und köstliche darmfreundliche Rezepte

Peggy C. Valentine

URHEBERRECHTE

INHALTSVERZEICHNIS

7

Kapitel 1:

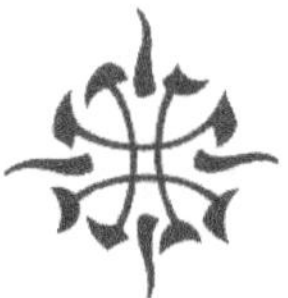

EINFÜHRUNG IN DIE SIBO BIPHASIC DIÄT

1. SIBO steht für „Small Intestinal Bacterial Overgrowth" und ist eine Verdauungsstörung, die durch übermäßiges Wachstum von Bakterien im Dünndarm gekennzeichnet ist. Normalerweise weist der Dünndarm im Vergleich zum Dickdarm eine relativ geringe Bakterienzahl auf. Bei SIBO wandern jedoch Bakterien aus dem Dickdarm und vermehren sich im Dünndarm, was zu verschiedenen Symptomen und Komplikationen führt.

Wenn es um die Ernährung und SIBO geht, ist es wichtig zu verstehen, dass verschiedene Arten von Kohlenhydraten die Erkrankung verschlimmern können. Bakterien im Dünndarm fermentieren unverdaute Kohlenhydrate, produzieren Gase und verursachen Symptome wie Blähungen, Bauchschmerzen, Durchfall und Verstopfung. Daher ist die richtige Ernährung für die Linderung der Symptome und die Förderung der Darmheilung von entscheidender Bedeutung.

Die SIBO-Diät konzentriert sich typischerweise auf die Reduzierung oder Eliminierung bestimmter Arten von Kohlenhydraten, von denen bekannt ist, dass sie leicht vergären. Dazu gehört die Vermeidung von Lebensmitteln mit hohem FODMAP-Gehalt, was für fermentierbare Oligosaccharide, Disaccharide, Monosaccharide und Polyole steht. Diese Kohlenhydrate werden im Dünndarm schlecht absorbiert und können das Überwachsen von Bakterien begünstigen, was zu Symptomen führt.

Bei der SIBO-Diät geht es oft darum, Lebensmittel wie Zwiebeln, Knoblauch, Weizen, Roggen, Hülsenfrüchte, bestimmte Früchte, Milchprodukte und Süßstoffe wie Sorbitol und Xylitol einzuschränken oder zu meiden. Stattdessen liegt der Schwerpunkt auf dem Verzehr leicht verdaulicher und FODMAP-armer Lebensmittel wie magerem Eiweiß, nicht stärkehaltigem Gemüse, einigen Früchten, glutenfreiem Getreide und gesunden Fetten.

Es ist wichtig zu beachten, dass die SIBO-Diät kein einheitlicher Ansatz ist. Die Schwere Ihrer Symptome, bestimmte beteiligte Bakterienstämme und individuelle Verträglichkeiten können variieren. Daher wird dringend empfohlen, mit einem medizinischen Fachpersonal oder einem registrierten Ernährungsberater mit Erfahrung in SIBO zusammenzuarbeiten, um die Ernährung an Ihre individuellen Bedürfnisse anzupassen.

2. Der biphasische Ansatz bei der SIBO-Behandlung umfasst zwei unterschiedliche Phasen: Phase 1 und Phase 2. Das Verständnis dieser Phasen ist für die wirksame Behandlung von SIBO und die Förderung der Darmheilung von entscheidender Bedeutung.

Phase 1 ist die restriktive Phase, auch Eliminierungsphase genannt. In dieser Phase besteht das Hauptziel darin, die überwucherten Bakterien auszuhungern, indem man eine strenge Diät einhält, die fermentierbare Kohlenhydrate einschränkt. Die Dauer von Phase 1 beträgt typischerweise zwei bis vier Wochen, abhängig von der Reaktion des Einzelnen und der Schwere der Symptome.

In Phase 1 werden Sie Lebensmittel mit hohem FODMAP-Gehalt eliminieren, von denen bekannt ist, dass sie die SIBO-Symptome verschlimmern. Dies trägt dazu bei, die bakterielle Gärung zu reduzieren und Verdauungsbeschwerden zu lindern. Die Ernährung in dieser Phase besteht hauptsächlich aus leicht verdaulichen Proteinen, Low-FODMAP-Gemüse, einigen Früchten, glutenfreiem Getreide und gesunden Fetten. Um optimale Ergebnisse zu erzielen, ist es wichtig, sich strikt an die empfohlene Lebensmittelliste und Portionsgrößen zu halten.

Nach Abschluss von Phase 1 gelangen Sie zu Phase 2, der Wiedereinführungsphase. In dieser Phase liegt der Schwerpunkt auf der schrittweisen Wiedereinführung spezifischer Kohlenhydrate, um Ihre individuelle Verträglichkeit zu ermitteln. Durch die Wiedereinführung einer Kohlenhydratart nach der anderen können Sie erkennen, welche Nahrungsmittel Symptome auslösen und welche bedenkenlos in Ihre Ernährung aufgenommen werden können.

Die Dauer von Phase 2 variiert je nach Ihrer Reaktion auf verschiedene Kohlenhydrate. In dieser Phase ist es wichtig, ein Ernährungs- und Symptomtagebuch zu führen, um Ihre Reaktionen auf bestimmte Lebensmittel zu verfolgen. Diese Informationen helfen Ihnen bei der Auswahl Ihrer Ernährung und bei der Erstellung eines personalisierten langfristigen Ernährungsplans.

Der biphasische Ansatz zielt nicht nur darauf ab, die unmittelbaren Symptome von SIBO zu bekämpfen, sondern auch die Grundursachen zu identifizieren und langfristige Managementstrategien bereitzustellen. Indem Sie sowohl Phase 1 als auch Phase 2 befolgen, können Sie Ihre Ernährung effektiv steuern, um Symptome zu lindern, die Darmheilung zu fördern und ein gesundes Gleichgewicht der Darmbakterien aufrechtzuerhalten.

3. Die erfolgreiche Umsetzung der SIBO Biphasic-Diät erfordert eine sorgfältige Planung und Vorbereitung. Hier sind einige Tipps, die Ihnen helfen, den Prozess zu meistern und Ihre Chancen auf positive Ergebnisse zu maximieren:

A. Informieren Sie sich: Nehmen Sie sich die Zeit, die Grundlagen von SIBO, seine Symptome und wie die biphasische Ernährung helfen kann, zu verstehen. Machen Sie sich mit den empfohlenen und den zu vermeidenden Lebensmitteln in jeder Phase vertraut. Ressourcen wie Bücher, seriöse Websites und Ratschläge von medizinischem Fachpersonal können wertvolle Informationen liefern.

B. Konsultieren Sie eine medizinische Fachkraft: Arbeiten Sie mit einer sachkundigen medizinischen Fachkraft zusammen, vorzugsweise mit einer Erfahrung in SIBO und Ernährung, um Sie durch den Prozess der Diätumsetzung zu begleiten. Sie können Ihre spezifischen Bedürfnisse beurteilen, personalisierte Empfehlungen geben und Ihre Fortschritte überwachen.

C. Planen Sie Ihre Mahlzeiten: Die Planung Ihrer Mahlzeiten ist von entscheidender Bedeutung, um sicherzustellen, dass Ihnen den ganzen Tag über geeignete Optionen zur Verfügung stehen. Erstellen Sie für jede Phase einen Speiseplan, der eine Vielzahl von Lebensmitteln mit niedrigem FODMAP-Gehalt enthält, die Ihnen schmecken. Dadurch wird der Lebensmitteleinkauf und die Essenszubereitung einfacher.

D. Lagern Sie SIBO-freundliche Lebensmittel: Bevorzugen Sie die Bevorratung Ihrer Speisekammer und Ihres Kühlschranks mit SIBO-freundlichen Zutaten. Dazu gehören magere Proteine wie

Huhn, Truthahn und Fisch, Low-FODMAP-Gemüse, glutenfreies Getreide, gesunde Fette und geeignete Gewürze und Gewürze. Wenn Sie diese Artikel zur Hand haben, können Sie Ihre Diät einhalten und Versuchungen oder Frustrationen vermeiden.

e. Bereiten Sie sich im Voraus vor: Nehmen Sie sich Zeit für die Essenszubereitung und das Batch-Kochen. Dies erspart Ihnen Zeit und Mühe an arbeitsreichen Tagen, an denen Sie möglicherweise versucht sind, bequeme, aber ungeeignete Lebensmittel zu wählen. Bereiten Sie Mahlzeiten und Snacks im Voraus zu, portionieren Sie sie und bewahren Sie sie so auf, dass sie die ganze Woche über leicht zugänglich sind.

F. Bleiben Sie hydriert: Eine ausreichende Flüssigkeitszufuhr ist für die allgemeine Gesundheit und Verdauung unerlässlich. Trinken Sie über den Tag verteilt viel Wasser, um die Darmfunktion zu unterstützen und einen regelmäßigen Stuhlgang zu fördern. Flüssigkeitszufuhr hilft auch, Verstopfung vorzubeugen, ein häufiges Problem bei SIBO.

G. Suchen Sie Unterstützung: Mit SIBO zu leben und eine eingeschränkte Ernährung einzuhalten, kann eine Herausforderung sein. Wenden Sie sich an Selbsthilfegruppen, Online-Communities oder Freunde und Familie, die Sie ermutigen, verstehen und hilfreiche Tipps geben können. Der Austausch von Erfahrungen und das Lernen von anderen kann die Reise leichter bewältigen.

H. Überwachen und anpassen: Behalten Sie Ihre Symptome, die Wiedereinführung von Nahrungsmitteln und alle Veränderungen Ihres Zustands im Auge. Dies wird Ihnen helfen, Muster zu erkennen, Nahrungsmittel auszulösen und notwendige Anpassungen Ihrer Ernährung vorzunehmen. Sprechen Sie regelmäßig mit Ihrem Arzt, um Ihre Fortschritte zu besprechen und gegebenenfalls erforderliche Änderungen vorzunehmen.

Denken Sie daran, dass die erfolgreiche Umsetzung der SIBO Biphasic-Diät Geduld, Ausdauer und Engagement für Ihre Gesundheit erfordert. Konzentrieren Sie sich auf Ihre Ziele, hören Sie auf Ihren Körper und lassen Sie sich bei Bedarf professionell beraten. Mit Zeit, Mühe und dem richtigen Ansatz können Sie die SIBO-Symptome lindern und Ihr allgemeines Wohlbefinden verbessern.

4. Die SIBO Biphasic-Diät kann mit den richtigen Werkzeugen und Zutaten in Ihrer Küche einfacher und effektiver gestaltet werden. Hier sind einige wichtige Punkte, die Sie berücksichtigen sollten:

A. Küchengeräte:

- Schneidebrett und Messer: Ein stabiles Schneidebrett und ein scharfes Messer sind für die Zubereitung von Gemüse, Obst und Proteinen unerlässlich.

- Kochgeschirr: Investieren Sie in verschiedenes Kochgeschirr, darunter Töpfe, Pfannen und Backbleche, um den unterschiedlichen Kochmethoden gerecht zu werden. Antihaftbeschichtungen können hilfreich sein, um den Einsatz zusätzlicher Fette zu minimieren.

- Küchenwaage: Mit einer Küchenwaage können Sie Zutaten präzise abmessen, was wichtig ist, wenn Sie Portionsgrößen und bestimmte Rezepte befolgen.

- Mixer oder Küchenmaschine: Diese Geräte können zum Zubereiten von Soßen, Pürees oder zum Mixen von Smoothies mit zugelassenen Zutaten nützlich sein.

- Dampfkorb: Das Dämpfen von Gemüse ist eine schonende Garmethode, die dabei hilft, Nährstoffe zu erhalten und sie gleichzeitig leichter verdaulich zu machen.

- Slow Cooker oder Instant Pot: Diese vielseitigen Geräte können die Zubereitung von Mahlzeiten vereinfachen, insbesondere wenn Sie wenig Zeit haben. Sie ermöglichen ein unkompliziertes Kochen und sind ideal für die Zubereitung von Eintöpfen, Suppen und zartem Fleisch.

B. Wesentliche Zutaten:

- Magere Proteine: Besorgen Sie sich einen Vorrat an mageren Proteinquellen wie Huhn, Truthahn, Fisch und Eiern. Diese können auf verschiedene Arten zubereitet werden, um Ihren Mahlzeiten Abwechslung zu verleihen.

- Low-FODMAP-Gemüse: Dazu gehören eine Reihe von Low-FODMAP-Gemüsesorten wie Spinat, Grünkohl, Zucchini, Paprika, Karotten und Gurken. Diese liefern wichtige Nährstoffe und schonen gleichzeitig das Verdauungssystem.

- Glutenfreies Getreide: Entscheiden Sie sich für glutenfreies Getreide wie Quinoa, Reis, Hirse und Buchweizen als Kohlenhydratquelle. Diese Körner lösen mit geringerer Wahrscheinlichkeit Symptome aus.

- Gesunde Fette: Wählen Sie gesunde Fette wie Olivenöl, Kokosöl, Avocadoöl und Ghee. Diese können zum Kochen, als Dressing oder als Zusatz zu Mahlzeiten für Geschmack und Sättigung verwendet werden.

- Kräuter und Gewürze: Verbessern Sie den Geschmack Ihrer Gerichte mit einer Vielzahl von Kräutern und Gewürzen wie Basilikum, Oregano, Kurkuma, Ingwer, Kreuzkümmel und Zimt. Sie können Ihren Mahlzeiten Tiefe und Komplexität verleihen, ohne FODMAPs hinzuzufügen.

- FODMAP-arme Früchte: Wählen Sie FODMAP-arme Früchte wie Beeren, Zitrusfrüchte und Melonen für zusätzliche Süße. Diese können in Phase 2 in Maßen genossen werden.

Wenn Sie diese wichtigen Küchenutensilien und Zutaten zur Hand haben, sind Sie gut darauf vorbereitet, während Ihrer SIBO Biphasic-Diätreise köstliche und verträgliche Mahlzeiten zuzubereiten.

5. Änderungen und Ersetzungen in Rezepten während der Befolgung der biphasischen SIBO-Diät sind von entscheidender Bedeutung, um Ihren Ernährungseinschränkungen und -präferenzen gerecht zu werden. Hier sind einige wichtige Grundsätze, die Sie beachten sollten:

A. Ersetzen Sie Zutaten mit hohem FODMAP-Gehalt: Identifizieren Sie Zutaten mit hohem FODMAP-Gehalt in Rezepten und finden Sie geeignete Ersatzstoffe. Ersetzen Sie beispielsweise Zwiebeln und Knoblauch durch mit Knoblauch angereichertes Öl oder verwenden Sie Kräuter wie Schnittlauch oder Frühlingszwiebeln (nur grüne Teile) für den Geschmack.

B. Passen Sie die Süßstoffe an: In vielen Rezepten werden Süßstoffe mit hohem FODMAP-Gehalt wie Honig, Agavensirup oder Maissirup mit hohem Fruchtzuckergehalt gefordert. Entscheiden Sie sich stattdessen für Süßstoffe mit niedrigem FODMAP-Gehalt wie Ahornsirup, Stevia oder kleine Mengen Rohrzucker.

C. Wählen Sie glutenfreie Alternativen: Wenn ein Rezept glutenhaltige Zutaten wie Weizenmehl enthält, wählen Sie glutenfreie Alternativen wie Reismehl, Mandelmehl oder glutenfreie Backmischungen.

Kapitel 2:

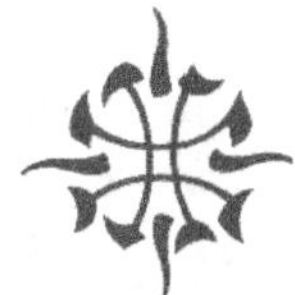

FRÜHSTÜCKSFREUDEN

Rührei mit grünem Gemüse:

- Zubereitungszeit: 10 Minuten

- Kochzeit: 10 Minuten

- Portionen: 2

Zutaten:

- 4 große Eier

- 1 Tasse gehackter Spinat

- 1/2 Tasse gewürfelte Zucchini

- 1/2 Tasse gewürfelte Paprika

- 2 Esslöffel Olivenöl

- Salz und Pfeffer nach Geschmack

Richtungen:

1. In einer Schüssel die Eier verquirlen, bis sie gut verquirlt sind. Beiseite legen.

2. Olivenöl in einer beschichteten Pfanne bei mittlerer Hitze erhitzen.

3. Den gehackten Spinat, die gewürfelte Zucchini und die gewürfelte Paprika in die Pfanne geben. Etwa 3-4 Minuten anbraten, bis das Gemüse weich ist.

4. Gießen Sie die geschlagenen Eier in die Pfanne und verrühren Sie sie vorsichtig mit dem Gemüse, bis die gewünschte Konsistenz erreicht ist.

5. Mit Salz und Pfeffer abschmecken.

6. Das Rührei mit grünem Gemüse heiß servieren und genießen!

Nährwertangaben (pro Portion):

- Kalorien: 225

- Protein: 14g

- Fett: 16g

- Kohlenhydrate: 6g

- Ballaststoffe: 2g

Quinoa-Frühstücksbowl:

- Zubereitungszeit: 5 Minuten

- Kochzeit: 15 Minuten

- Portionen: 2

Zutaten:

- 1 Tasse gekochte Quinoa

- 1/2 Tasse ungesüßte Mandelmilch

- 1/2 Tasse gemischte Beeren (z. B. Erdbeeren, Blaubeeren, Himbeeren)

- 2 Esslöffel gehackte Nüsse (z. B. Mandeln, Walnüsse)

- 1 Esslöffel ungesüßte Kokosraspeln

- 1 Teelöffel Honig oder Ahornsirup (optional)

Richtungen:

1. In einem Topf die gekochte Quinoa- und Mandelmilch bei mittlerer Hitze erhitzen, bis sie durchgewärmt ist.

2. Teilen Sie die Quinoa-Mischung auf zwei Schüsseln auf.

3. Belegen Sie jede Schüssel mit gemischten Beeren, gehackten Nüssen und Kokosraspeln.

4. Nach Belieben mit Honig oder Ahornsirup beträufeln.

5. Die Quinoa-Frühstücksbowl warm servieren und genießen!

Nährwertangaben (pro Portion):

- Kalorien: 235

- Protein: 8g

- Fett: 10g

- Kohlenhydrate: 30g

- Faser: 8g

Mandelmehl-Pfannkuchen:

- Zubereitungszeit: 10 Minuten

- Kochzeit: 10 Minuten

- Portionen: 2-3 (ca. 6 kleine Pfannkuchen)

Zutaten:

- 1 Tasse Mandelmehl

- 2 große Eier

- 1/4 Tasse ungesüßte Mandelmilch

- 1 Esslöffel Kokosöl (geschmolzen)

- 1 Esslöffel Ahornsirup (optional)

- 1/2 Teelöffel Backpulver

- 1/2 Teelöffel Vanilleextrakt

- Prise Salz

Richtungen:

1. In einer Schüssel Mandelmehl, Eier, Mandelmilch, Kokosöl, Ahornsirup (falls verwendet), Backpulver, Vanilleextrakt und Salz verrühren, bis alles gut vermischt ist.

2. Erhitzen Sie eine beschichtete Pfanne oder Grillplatte bei mittlerer Hitze.

3. Geben Sie für jeden Pfannkuchen etwa 1/4 Tasse Teig in die Pfanne.

4. Kochen, bis sich auf der Oberfläche Blasen bilden, dann umdrehen und weitere 1–2 Minuten goldbraun backen.

5. Wiederholen Sie den Vorgang mit dem restlichen Teig.

6. Servieren Sie die Mandelmehl-Pfannkuchen heiß mit Ihren Lieblings-SIBO-freundlichen Toppings wie frischen Beeren oder einem Klecks Mandelbutter.

Nährwertangaben (pro Portion, basierend auf 3 Portionen):

- Kalorien: 268

- Protein: 11g

- Fett: 22g

- Kohlenhydrate: 8g

- Faser: 4g

Avocado-Toast mit pochierten Eiern:

- Zubereitungszeit: 10 Minuten

- Kochzeit: 5 Minuten

- Portionen: 2

Zutaten:

- 2 Scheiben glutenfreies Brot (getoastet)

- 1 reife Avocado (entkernt und zerdrückt)

- 2 große Eier (pochiert)

- Salz und Pfeffer nach Geschmack

- Optionale Toppings: geschnittene Kirschtomaten, frische Kräuter (z. B. Koriander, Basilikum)

Richtungen:

1. Die glutenfreien Brotscheiben goldbraun rösten.

2. Verteilen Sie die zerdrückte Avocado gleichmäßig auf jeder Toastscheibe.

3. Belegen Sie jede Scheibe mit einem pochierten Ei.

4. Mit Salz und Pfeffer abschmecken.

5. Fügen Sie optional Toppings wie geschnittene Kirschtomaten oder frische Kräuter hinzu.

6. Den Avocado-Toast mit pochierten Eiern sofort servieren.

Nährwertangaben (pro Portion):

- Kalorien: 285

- Protein: 13g

- Fett: 20g

- Kohlenhydrate: 14g

- Faser: 8g

Spinat-Feta-Omelett:

- Zubereitungszeit: 10 Minuten

- Kochzeit: 10 Minuten

- Portionen: 1

Zutaten:

- 2 große Eier

- 1/2 Tasse frische Spinatblätter

- 1/4 Tasse zerbröckelter Feta-Käse

- 1 Esslöffel Olivenöl

- Salz und Pfeffer nach Geschmack

Richtungen:

1. In einer Schüssel die Eier verquirlen, bis sie gut verquirlt sind. Beiseite legen.

2. Olivenöl in einer beschichteten Pfanne bei mittlerer Hitze erhitzen.

3. Geben Sie die frischen Spinatblätter in die Pfanne und braten Sie sie etwa 2 Minuten lang an, bis sie zusammengefallen sind.

4. Gießen Sie die geschlagenen Eier in die Pfanne und kippen Sie die Pfanne, um die Eier gleichmäßig zu verteilen.

5. Einige Minuten kochen lassen, bis die Ränder fest werden.

6. Streuen Sie den zerbröckelten Feta-Käse gleichmäßig über eine Hälfte des Omeletts.

7. Falten Sie die andere Hälfte des Omeletts über die Füllung.

8. Eine weitere Minute kochen lassen, bis der Käse geschmolzen und das Omelett durchgegart ist.

9. Mit Salz und Pfeffer abschmecken.

10. Das Spinat-Feta-Omelett heiß servieren und genießen!

Nährwertangaben (pro Portion):

- Kalorien: 295

- Protein: 22g

- Fett: 21g

- Kohlenhydrate: 3g

- Ballaststoffe: 1g

Chia-Pudding mit Beeren:

- Zubereitungszeit: 5 Minuten (plus Kühlzeit)

- Kochzeit: Kein Kochen erforderlich

- Portionen: 2

Zutaten:

- 1/4 Tasse Chiasamen

- 1 Tasse ungesüßte Mandelmilch (oder eine andere milchfreie Milch)

- 1 Esslöffel Ahornsirup (oder Süßungsmittel Ihrer Wahl)

- 1/2 Teelöffel Vanilleextrakt

- 1/2 Tasse gemischte Beeren (z. B. Erdbeeren, Blaubeeren, Himbeeren)

- Optionale Toppings: gehackte Nüsse, Kokosflocken oder zusätzliche Beeren

Richtungen:

1. In einer Schüssel Chiasamen, Mandelmilch, Ahornsirup und Vanilleextrakt gut verrühren.

2. Lassen Sie die Mischung 5 Minuten ruhen und verquirlen Sie sie dann erneut, um ein Verklumpen zu vermeiden.

3. Die Schüssel abdecken und mindestens 2 Stunden oder über Nacht in den Kühlschrank stellen, bis der Chia-Pudding eindickt.

4. Nach dem Abkühlen den Pudding gut umrühren, um etwaige Klumpen aufzulösen.

5. Den Chia-Pudding auf Schüsseln oder Gläser verteilen.

6. Mit gemischten Beeren und beliebigen Toppings belegen.

7. Den Chia-Pudding mit Beeren gekühlt servieren und genießen!

Nährwertangaben (pro Portion):

- Kalorien: 160

- Protein: 5g

- Fett: 8g

- Kohlenhydrate: 17g

- Faser: 9g

Süßkartoffelhasch mit Putenwurst:

- Zubereitungszeit: 15 Minuten

- Kochzeit: 25 Minuten

- Portionen: 2

Zutaten:

- 2 kleine Süßkartoffeln (geschält und gewürfelt)

- 4 Unzen Putenwurst (ohne Hülle)

- 1/2 Zwiebel (gewürfelt)

- 1 Paprika (gewürfelt)

- 1 Esslöffel Olivenöl

- 1 Teelöffel getrockneter Thymian

- 1/2 Teelöffel Paprika

- Salz und Pfeffer nach Geschmack

- Optionale Beläge: gehackte frische Petersilie oder Frühlingszwiebeln

Richtungen:

1. Olivenöl in einer Pfanne bei mittlerer Hitze erhitzen.

2. Fügen Sie die gewürfelten Süßkartoffeln hinzu und kochen Sie sie etwa 8–10 Minuten lang, bis sie weich werden.

3. Putenwurst, Zwiebel und Paprika in die Pfanne geben. Weitere 8-10 Minuten kochen, bis die Wurst gar ist und das Gemüse zart ist.

4. Getrockneten Thymian, Paprika, Salz und Pfeffer hinzufügen. Zum Kombinieren umrühren.

5. Kochen Sie noch ein paar Minuten weiter, bis sich die Aromen vermischen.

6. Vom Herd nehmen und mit optionalen Toppings bestreuen.

7. Das Süßkartoffel-Hash mit Putenwurst heiß servieren und genießen!

Nährwertangaben (pro Portion):

- Kalorien: 285

- Protein: 12g

- Fett: 12g

- Kohlenhydrate: 36g

- Faser: 6g

Glutenfreies Bananenbrot:

- Zubereitungszeit: 15 Minuten

- Kochzeit: 50-60 Minuten

- Portionen: 12 Scheiben

Zutaten:

- 2 Tassen zerdrückte reife Bananen (ca. 4 mittelgroße Bananen)

- 4 große Eier

- 1/2 Tasse Kokosmehl

- 1/2 Tasse Mandelmehl

- 1/4 Tasse Kokosöl (geschmolzen)

- 1/4 Tasse Honig oder Ahornsirup

- 1 Teelöffel Vanilleextrakt

- 1 Teelöffel Backpulver

- 1/2 Teelöffel Zimt

- Prise Salz

- Optionale Zusätze: gehackte Nüsse, Schokoladenstückchen

Richtungen:

1. Heizen Sie den Ofen auf 175 °C (350 °F) vor. Eine Kastenform mit Kokosöl einfetten oder mit Backpapier auslegen.

2. In einer großen Schüssel die zerdrückten Bananen, Eier, Kokosmehl, Mandelmehl, Kokosöl, Honig oder Ahornsirup, Vanilleextrakt, Backpulver, Zimt und Salz gut verrühren.

3. Bei Bedarf optionale Zusatzstoffe wie gehackte Nüsse oder Schokoladenstückchen hinzufügen.

4. Den Teig in die vorbereitete Kastenform füllen und gleichmäßig verteilen.

5. 50–60 Minuten backen oder bis ein in die Mitte gesteckter Zahnstocher sauber herauskommt.

6. Lassen Sie das Bananenbrot 10 Minuten lang in der Pfanne abkühlen und geben Sie es dann zum vollständigen Abkühlen auf einen Rost.

7. Nach dem Abkühlen das glutenfreie Bananenbrot in einzelne Portionen schneiden.

8. Die Bananenbrotscheiben bei Zimmertemperatur servieren und genießen!

Nährwertangaben (pro Portion, basierend auf 12 Scheiben):

- Kalorien: 165

- Protein: 4g

- Fett: 9g

- Kohlenhydrate: 19g

- Faser: 4g

Perfekter griechischer Joghurt:

- Zubereitungszeit: 5 Minuten

- Kochzeit: Kein Kochen erforderlich

- Portionen: 1

Zutaten:

- 1 Tasse griechischer Naturjoghurt

- 1/2 Tasse gemischte Beeren (z. B. Erdbeeren, Blaubeeren, Himbeeren)

- 2 Esslöffel Müsli

- 1 Esslöffel Honig oder Ahornsirup

- Optionale Toppings: gehackte Nüsse, Kokosflocken oder zusätzliche Beeren

Richtungen:

1. In ein Glas oder Gefäß die Hälfte des griechischen Joghurts schichten.

2. Die Hälfte der gemischten Beeren auf den Joghurt geben.

3. Streuen Sie 1 Esslöffel Müsli über die Beeren.

4. Einen halben Esslöffel Honig oder Ahornsirup darüber träufeln.

5. Wiederholen Sie die Schichten mit den restlichen Zutaten.

6. Mit optionalen Toppings wie gehackten Nüssen, Kokosflocken oder weiteren Beeren abschließen.

7. Das griechische Joghurtparfait gekühlt servieren und genießen!

Nährwertangaben (pro Portion):

- Kalorien: 280

- Protein: 23g

- Fett: 6g

- Kohlenhydrate: 40g

- Faser: 4g

Zucchini-Karotten-Krapfen:

- Zubereitungszeit: 15 Minuten

- Kochzeit: 15 Minuten

- Portionen: 4

Zutaten:

- 2 mittelgroße Zucchini (gerieben)

- 2 mittelgroße Karotten (gerieben)

- 1/2 Zwiebel (fein gehackt)

- 1/4 Tasse glutenfreies Mehl (z. B. Reismehl oder Kichererbsenmehl)

- 2 große Eier (leicht geschlagen)

- 2 Esslöffel gehackte frische Petersilie

- 1/2 Teelöffel Backpulver

- Salz und Pfeffer nach Geschmack

- Olivenöl (zum Braten)

Richtungen:

1. Die geriebenen Zucchini und Karotten in ein sauberes Küchentuch oder Käsetuch legen. Überschüssige Feuchtigkeit ausdrücken.

2. In einer großen Schüssel geriebene Zucchini, Karotten, gehackte Zwiebeln, glutenfreies Mehl, Eier, Petersilie, Backpulver, Salz und Pfeffer vermischen. Gut vermischen, bis alle Zutaten gleichmäßig eingearbeitet sind.

3. Eine dünne Schicht Olivenöl in einer Pfanne bei mittlerer Hitze erhitzen.

4. Geben Sie etwa 2 Esslöffel der Gemüsemischung in die Pfanne und drücken Sie sie mit der Rückseite des Löffels flach, sodass ein Krapfen entsteht. Wiederholen Sie den Vorgang mit der restlichen Mischung und lassen Sie zwischen den einzelnen Küchlein etwas Platz.

5. Die Krapfen auf jeder Seite 3–4 Minuten backen, bis sie goldbraun und knusprig sind.

6. Nach dem Garen die Krapfen auf einen mit Küchenpapier ausgelegten Teller legen, um überschüssiges Öl aufzusaugen.

7. Wiederholen Sie den Vorgang mit der restlichen Gemüsemischung.

8. Servieren Sie die Zucchini-Karotten-Küchlein warm als köstliche Frühstücksoption!

Nährwertangaben (pro Portion, etwa 2 Krapfen):

- Kalorien: 150

- Protein: 6g

- Fett: 6g

- Kohlenhydrate: 19g

- Faser: 4g

Blaubeer-Kokos-Smoothie-Bowl:

- Zubereitungszeit: 5 Minuten

- Kochzeit: Kein Kochen erforderlich

- Portionen: 1

Zutaten:

- 1 gefrorene Banane

- 1/2 Tasse gefrorene Blaubeeren

- 1/2 Tasse Kokosmilch (oder eine andere Milch Ihrer Wahl)

- 1 Esslöffel Mandelbutter (oder eine andere Nussbutter)

- Toppings: frische Blaubeeren, Kokosraspeln, Mandelblättchen, Chiasamen

Richtungen:

1. In einem Mixer die gefrorene Banane, die gefrorenen Blaubeeren, die Kokosmilch und die Mandelbutter vermischen.

2. Mixen, bis eine glatte und cremige Masse entsteht.

3. Den Smoothie in eine Schüssel geben.

4. Mit frischen Blaubeeren, Kokosraspeln, Mandelblättchen und Chiasamen belegen.

5. Die Blaubeer-Kokos-Smoothie-Bowl sofort servieren und genießen!

Gebackene Haferflocken mit Äpfeln und Zimt:

- Zubereitungszeit: 10 Minuten

- Kochzeit: 30 Minuten

- Portionen: 4

Zutaten:

- 2 Tassen Haferflocken

- 1 Teelöffel Backpulver

- 1/2 Teelöffel gemahlener Zimt

- 1/4 Teelöffel Salz

- 1 1/2 Tassen Mandelmilch (oder eine andere Milch Ihrer Wahl)

- 1/4 Tasse Ahornsirup (oder Süßungsmittel Ihrer Wahl)

- 1 großes Ei

- 1 Teelöffel Vanilleextrakt

- 1 Apfel (geschält, entkernt und gehackt)

- Optionale Toppings: gehackte Nüsse, extra Zimt, Ahornsirup

Richtungen:

1. Heizen Sie den Ofen auf 175 °C (350 °F) vor. Fetten Sie eine Auflaufform mit Kokosöl oder Kochspray ein.

2. In einer großen Schüssel Haferflocken, Backpulver, gemahlenen Zimt und Salz vermischen.

3. In einer separaten Schüssel Mandelmilch, Ahornsirup, Ei und Vanilleextrakt verrühren.

4. Die feuchten Zutaten zu den trockenen Zutaten geben und verrühren, bis alles gut vermischt ist.

5. Den gehackten Apfel unterrühren.

6. Gießen Sie die Mischung in die vorbereitete Auflaufform und verteilen Sie sie gleichmäßig.

7. 30 Minuten backen oder bis die Oberfläche goldbraun ist und die Haferflocken fest sind.

8. Aus dem Ofen nehmen und einige Minuten abkühlen lassen.

9. Servieren Sie die gebackenen Haferflocken mit Äpfeln und Zimt warm und fügen Sie bei Bedarf optionale Toppings hinzu.

Frittata mit geräuchertem Lachs und Dill:

- Zubereitungszeit: 10 Minuten

- Kochzeit: 20 Minuten

- Portionen: 4

Zutaten:

- 8 große Eier

- 1/4 Tasse Milch

- 4 Unzen geräucherter Lachs, gehackt

- 1/4 Tasse gehackter frischer Dill

- 1/2 Tasse gehackte rote Zwiebel

- Salz und Pfeffer nach Geschmack

- 1 Esslöffel Olivenöl

Richtungen:

1. Heizen Sie den Ofen auf 175 °C (350 °F) vor.

2. In einer Schüssel Eier und Milch verquirlen.

3. Gehackten Räucherlachs, frischen Dill, rote Zwiebeln, Salz und Pfeffer unterrühren.

4. Olivenöl in einer ofenfesten Pfanne bei mittlerer Hitze erhitzen.

5. Gießen Sie die Eiermischung in die Pfanne und kochen Sie sie 2–3 Minuten lang, bis die Ränder fest werden.

6. Schieben Sie die Pfanne in den vorgeheizten Ofen und backen Sie sie 15–18 Minuten lang oder bis die Frittata in der Mitte fest ist.

7. Aus dem Ofen nehmen und vor dem Schneiden einige Minuten abkühlen lassen.

8. Die Räucherlachs-Dill-Frittata warm oder bei Zimmertemperatur servieren.

Buchweizen-Bananen-Pfannkuchen:

- Zubereitungszeit: 10 Minuten

- Kochzeit: 15 Minuten

- Portionen: 2-3

Zutaten:

- 1 Tasse Buchweizenmehl

- 1 Esslöffel Kokosblütenzucker (oder Süßstoff nach Wahl)

- 1 Teelöffel Backpulver

- 1/2 Teelöffel gemahlener Zimt

- 1 reife Banane, zerdrückt

- 1 Tasse Mandelmilch (oder eine andere Milch Ihrer Wahl)

- 1 großes Ei

- 1 Teelöffel Vanilleextrakt

- Kokosöl (zum Einfetten der Pfanne)

- Optionale Toppings: Bananenscheiben, Ahornsirup, gehackte Nüsse

Richtungen:

1. In einer großen Schüssel Buchweizenmehl, Kokosblütenzucker, Backpulver und gemahlenen Zimt verrühren.

2. In einer separaten Schüssel die zerdrückte Banane, Mandelmilch, Ei und Vanilleextrakt vermischen. Gut mischen.

3. Die feuchten Zutaten zu den trockenen Zutaten gießen und verrühren, bis alles gut vermischt ist. Nicht zu viel mischen; ein paar Klumpen sind in Ordnung.

4. Erhitzen Sie eine beschichtete Pfanne oder Grillplatte bei mittlerer Hitze und fetten Sie sie leicht mit Kokosöl ein.

5. Für jeden Pfannkuchen etwa 1/4 Tasse Pfannkuchenteig in die Pfanne geben.

6. Kochen, bis die Ränder fest sind und sich auf der Oberfläche Blasen bilden, dann umdrehen und auf der anderen Seite goldbraun backen.

7. Wiederholen Sie den Vorgang mit dem restlichen Teig.

8. Servieren Sie die Buchweizen-Bananen-Pfannkuchen warm mit Toppings Ihrer Wahl, z. B. geschnittenen Bananen, Ahornsirup und gehackten Nüssen.

Tofu-Rührei mit Gemüse:

- Zubereitungszeit: 10 Minuten

- Kochzeit: 15 Minuten

- Portionen: 2

Zutaten:

- 1 Esslöffel Olivenöl

- 1/2 Zwiebel, gewürfelt

- 1 Paprika, gewürfelt

- 2 Knoblauchzehen, gehackt

- 1/2 Teelöffel gemahlener Kreuzkümmel

- 1/2 Teelöffel gemahlener Kurkuma

- 1/4 Teelöffel Paprika

- Salz und Pfeffer nach Geschmack

- 8 Unzen fester Tofu, abgetropft und zerkrümelt

- 1 Tasse Spinatblätter

- Optionale Toppings: gehackte frische Kräuter, geschnittene Avocado, scharfe Soße

Richtungen:

1. Olivenöl in einer großen Pfanne bei mittlerer Hitze erhitzen.

2. Die gewürfelten Zwiebeln und Paprika in die Pfanne geben und 5 Minuten anbraten, bis sie weich sind.

3. Den gehackten Knoblauch, gemahlenen Kreuzkümmel, gemahlene Kurkuma, Paprika, Salz und Pfeffer hinzufügen. Gut umrühren, um das Gemüse mit den Gewürzen zu überziehen.

4. Zerkrümeln Sie den Tofu in der Pfanne und verrühren Sie ihn mit dem Gemüse und den Gewürzen.

5. Unter gelegentlichem Rühren etwa 8 Minuten kochen lassen, bis der Tofu durchgewärmt und leicht gebräunt ist.

6. Die Spinatblätter in die Pfanne geben und weitere 2 Minuten kochen, bis sie zusammengefallen sind.

7. Vom Herd nehmen und abschmecken, ggf. mit Salz und Pfeffer abschmecken.

8. Servieren Sie das Tofu-Rührei mit Gemüse heiß und garnieren Sie es optional mit Toppings wie gehackten frischen Kräutern, Avocadoscheiben oder scharfer Soße.

Quiche Lorraine mit glutenfreiem Boden:

- Zubereitungszeit: 20 Minuten

- Kochzeit: 40 Minuten

- Portionen: 6

Zutaten:

Für die Kruste:

- 1 1/2 Tassen glutenfreies Allzweckmehl

- 1/2 Teelöffel Salz

- 1/2 Tasse ungesalzene Butter, kalt und gewürfelt

- 4-6 Esslöffel Eiswasser

Für die Füllung:

- 6 Scheiben Putenspeck, gekocht und zerbröselt

- 1 Tasse geriebener Gruyere-Käse

- 1/2 Tasse gehackte Zwiebel

- 4 große Eier

- 1 Tasse Milch

- 1/2 Teelöffel Salz

- 1/4 Teelöffel schwarzer Pfeffer

- 1/4 Teelöffel gemahlene Muskatnuss

Richtungen:

1. Heizen Sie den Backofen auf 375 °F (190 °C) vor.

2. In einer Küchenmaschine das glutenfreie Allzweckmehl und Salz vermischen. Fügen Sie die kalte, gewürfelte Butter hinzu und pulsieren Sie, bis die Mischung groben Krümeln ähnelt.

3. Nach und nach das Eiswasser hinzufügen, jeweils 1 Esslöffel, und mixen, bis der Teig zusammenkommt.

4. Geben Sie den Teig auf eine leicht bemehlte Oberfläche und rollen Sie ihn so aus, dass er in eine 9-Zoll-Kuchenform passt. Den Teig in die Form drücken und überschüssigen Teig abschneiden.

5. In einer Schüssel Eier, Milch, Salz, schwarzen Pfeffer und gemahlene Muskatnuss verquirlen.

6. Den zerbröselten Truthahnspeck, den geriebenen Gruyere-Käse und die gehackten Zwiebeln gleichmäßig auf der Kruste verteilen.

7. Die Eiermischung über die Füllzutaten gießen.

8. Etwa 40 Minuten backen oder bis die Quiche fest und leicht goldbraun ist.

9. Aus dem Ofen nehmen und vor dem Schneiden einige Minuten abkühlen lassen.

10. Servieren Sie die Quiche Lorraine mit glutenfreiem Boden warm oder bei Zimmertemperatur.

Frühstücksauflauf mit Truthahnspeck:

- Zubereitungszeit: 15 Minuten

- Kochzeit: 45 Minuten

- Portionen: 8

Zutaten:

- 8 Scheiben Putenspeck, gekocht und zerbröckelt

- 6 große Eier

- 1 1/2 Tassen Milch

- 1 Teelöffel Dijon-Senf

- 1/2 Teelöffel Salz

- 1/4 Teelöffel schwarzer Pfeffer

- 4 Tassen gewürfeltes Brot (auf Wunsch glutenfrei)

- 1 Tasse geriebener Cheddar-Käse

- 1/2 Tasse gehackte Frühlingszwiebeln

Richtungen:

1. Heizen Sie den Backofen auf 375 °F (190 °C) vor. Eine 9 x 13 Zoll große Auflaufform einfetten.

2. In einer Schüssel Eier, Milch, Dijon-Senf, Salz und schwarzen Pfeffer verquirlen.

3. Legen Sie die Brotwürfel in die vorbereitete Auflaufform.

4. Streuen Sie den zerbröckelten Truthahnspeck, den geriebenen Cheddar-Käse und die gehackten Frühlingszwiebeln gleichmäßig über das Brot.

5. Gießen Sie die Eiermischung über die Zutaten in der Auflaufform und achten Sie darauf, dass alles bedeckt ist.

6. Drücken Sie mit einem Löffel vorsichtig auf die Zutaten, um sicherzustellen, dass sie in die Eimischung eingetaucht sind.

7. Decken Sie die Auflaufform mit Folie ab und lassen Sie sie mindestens 30 Minuten oder über Nacht im Kühlschrank ruhen, damit das Brot die Flüssigkeit aufnehmen kann.

8. Entfernen Sie die Folie und backen Sie den Auflauf etwa 40 bis 45 Minuten lang oder bis der Auflauf fest und oben goldbraun ist.

9. Aus dem Ofen nehmen und vor dem Servieren einige Minuten abkühlen lassen.

10. Den Frühstücksauflauf mit Truthahnspeck warm servieren.

Apfel-Zimt-Porridge:

- Zubereitungszeit: 5 Minuten

- Kochzeit: 10 Minuten

- Portionen: 2

Zutaten:

- 1 Tasse Haferflocken (auf Wunsch auch glutenfrei)

- 2 Tassen Mandelmilch (oder eine andere Milch Ihrer Wahl)

- 1 Apfel, geschält, entkernt und gewürfelt

- 1/2 Teelöffel gemahlener Zimt

- 1 Esslöffel Honig (oder Süßungsmittel Ihrer Wahl)

- Optionale Toppings: gehackte Nüsse, Rosinen, Ahornsirup

Richtungen:

1. In einem Topf Haferflocken, Mandelmilch, Apfelwürfel, gemahlenen Zimt und Honig vermischen.

2. Bringen Sie die Mischung bei mittlerer Hitze zum Kochen und reduzieren Sie dann die Hitze auf eine niedrige Stufe.

3. Unter gelegentlichem Rühren etwa 5–7 Minuten köcheln lassen, bis die Haferflocken gar sind und der Brei die gewünschte Konsistenz erreicht hat.

4. Vom Herd nehmen und eine Minute abkühlen lassen.

5. Servieren Sie den Apfel-Zimt-Porridge warm und fügen Sie optional Toppings wie gehackte Nüsse, Rosinen oder Ahornsirup hinzu.

Kakao- und Mandelbutter-Smoothie:

- Zubereitungszeit: 5 Minuten

- Portionen: 1

Zutaten:

- 1 Tasse Mandelmilch (oder eine andere Milch Ihrer Wahl)

- 1 reife Banane

- 1 Esslöffel Mandelbutter

- 1 Esslöffel Kakaopulver

- 1 Esslöffel Honig oder Ahornsirup (optional)

- 1/2 Teelöffel Vanilleextrakt

- 1/2 Tasse Eiswürfel

Richtungen:

1. In einem Mixer Mandelmilch, reife Banane, Mandelbutter, Kakaopulver, Honig oder Ahornsirup (falls gewünscht), Vanilleextrakt und Eiswürfel vermischen.

2. Bei hoher Geschwindigkeit mixen, bis alle Zutaten gut vermischt sind und der Smoothie cremig und glatt ist.

3. Abschmecken und bei Bedarf die Süße anpassen, indem Sie mehr Honig oder Ahornsirup hinzufügen.

4. Den Kakao-Mandelbutter-Smoothie in ein Glas gießen und sofort servieren.

Mediterrane Eiermuffins:

- Zubereitungszeit: 10 Minuten

- Kochzeit: 20 Minuten

- Portionen: 6

Zutaten:

- 6 große Eier

- 1/4 Tasse Milch

- 1/2 Teelöffel getrockneter Oregano

- 1/4 Teelöffel getrocknetes Basilikum

- 1/4 Teelöffel getrockneter Thymian

- 1/4 Teelöffel Salz

- 1/4 Teelöffel schwarzer Pfeffer

- 1/2 Tasse gehackter Spinat

- 1/4 Tasse gewürfelte Tomaten

- 1/4 Tasse gehackte Paprika

- 1/4 Tasse zerbröckelter Feta-Käse

Richtungen:

1. Heizen Sie den Backofen auf 375 °F (190 °C) vor. Eine Muffinform einfetten oder mit Papierförmchen auslegen.

2. In einer Schüssel Eier, Milch, getrockneten Oregano, getrocknetes Basilikum, getrockneten Thymian, Salz und schwarzen Pfeffer verquirlen.

3. Den gehackten Spinat, die gewürfelten Tomaten, die gehackten Paprikaschoten und den zerbröselten Feta-Käse gleichmäßig auf die Muffinförmchen verteilen.

4. Gießen Sie die Eimischung über die Zutaten in den Muffinförmchen und füllen Sie jedes Förmchen zu etwa 3/4.

5. Rühren Sie die Zutaten in jeder Tasse vorsichtig um, um sicherzustellen, dass sie gleichmäßig verteilt sind.

6. Etwa 18 bis 20 Minuten lang backen oder bis die Eiermuffins fest sind und oben leicht gebräunt sind.

7. Aus dem Ofen nehmen und einige Minuten abkühlen lassen, bevor man sie aus der Muffinform nimmt.

8. Servieren Sie die mediterranen Eiermuffins warm oder bei Zimmertemperatur.

Kapitel 3:

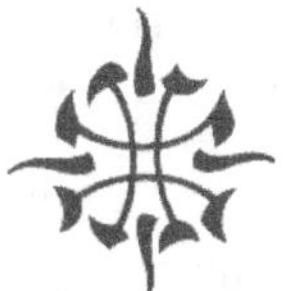

Hühner- und Gemüsesuppe:

- Zubereitungszeit: 15 Minuten

- Kochzeit: 30 Minuten

- Portionen: 4

Zutaten:

- 1 Esslöffel Olivenöl

- 1 Zwiebel, gehackt

- 2 Karotten, gewürfelt

- 2 Selleriestangen, gewürfelt

- 3 Knoblauchzehen, gehackt

- 4 Tassen Hühnerbrühe

- 2 Tassen gekochtes Hühnchen, zerkleinert oder gewürfelt

- 1 Tasse gewürfelte Tomaten (aus der Dose oder frisch)

- 1 Tasse gehackte grüne Bohnen

- 1 Teelöffel getrockneter Thymian

- 1 Lorbeerblatt

- Salz und Pfeffer nach Geschmack

- Frische Petersilie zum Garnieren (optional)

Richtungen:

1. Das Olivenöl in einem großen Topf bei mittlerer Hitze erhitzen.

2. Fügen Sie die gehackte Zwiebel, die gewürfelten Karotten und den gewürfelten Sellerie hinzu. Etwa 5 Minuten anbraten, bis das Gemüse weich wird.

3. Den gehackten Knoblauch hinzufügen und eine weitere Minute anbraten.

4. Hühnerbrühe angießen und zum Kochen bringen.

5. Reduzieren Sie die Hitze auf eine niedrige Stufe und fügen Sie das gekochte Hähnchen, die gewürfelten Tomaten, die gehackten grünen Bohnen, den getrockneten Thymian und das Lorbeerblatt hinzu.

6. Etwa 20 Minuten köcheln lassen oder bis das Gemüse weich ist.

7. Mit Salz und Pfeffer abschmecken.

8. Vor dem Servieren das Lorbeerblatt entfernen.

9. Nach Belieben mit frischer Petersilie garnieren.

10. Die Hühner- und Gemüsesuppe heiß servieren.

Nährwerte (pro Portion):

- Kalorien: 220

- Protein: 20g

Fett: 7g

- Kohlenhydrate: 18g

- Faser: 4g

Quinoa-Grünkohl-Salat:

- Zubereitungszeit: 15 Minuten

- Kochzeit: 15 Minuten

- Portionen: 4

Zutaten:

- 1 Tasse Quinoa

- 2 Tassen Wasser

- 4 Tassen Grünkohl, Stiele entfernt und Blätter gehackt

- 1 Tasse Kirschtomaten, halbiert

- 1/2 Tasse gehackte Gurke

- 1/4 Tasse gehackte rote Zwiebel

- 1/4 Tasse gehackte frische Petersilie

- 1/4 Tasse zerbröckelter Feta-Käse

- 2 Esslöffel Zitronensaft

- 2 Esslöffel Olivenöl

- Salz und Pfeffer nach Geschmack

Richtungen:

1. Spülen Sie die Quinoa unter kaltem Wasser ab.

2. In einem Topf das Wasser zum Kochen bringen. Quinoa dazugeben und die Hitze auf niedrige Stufe reduzieren. Abdecken und 12–15 Minuten köcheln lassen, bis die Quinoa gar ist und das Wasser aufgesogen ist.

3. In einer großen Schüssel die gekochte Quinoa, den gehackten Grünkohl, die Kirschtomaten, die gehackte Gurke, die gehackte rote Zwiebel und die frische Petersilie vermischen.

4. In einer kleinen Schüssel Zitronensaft, Olivenöl, Salz und Pfeffer verrühren.

5. Das Dressing über den Salat gießen und vermischen.

6. Streuen Sie den zerbröckelten Feta-Käse darüber.

7. Den Quinoa-Grünkohl-Salat zimmerwarm oder gekühlt servieren.

Nährwerte (pro Portion):

- Kalorien: 240

- Protein: 8g

- Fett: 10g

- Kohlenhydrate: 32g

- Ballaststoffe: 5 g

Roasted Butternut-Kürbis-Suppe:

- Zubereitungszeit: 15 Minuten

- Kochzeit: 45 Minuten

- Portionen: 6

Zutaten:

- 1 Butternusskürbis, geschält, entkernt und gewürfelt

- 1 Zwiebel, gehackt

- 2 Karotten, gehackt

- 2 Knoblauchzehen, gehackt

- 4 Tassen Gemüsebrühe

- 1/2 Teelöffel gemahlener Zimt

- 1/4 Teelöffel gemahlene Muskatnuss

- Salz und Pfeffer nach Geschmack

- Olivenöl zum Braten

- Frische Petersilie oder Thymian zum Garnieren (optional)

Richtungen:

1. Heizen Sie den Ofen auf 200 °C (400 °F) vor.

2. Den gewürfelten Butternusskürbis auf ein Backblech legen. Mit Olivenöl beträufeln und mit Salz und Pfeffer würzen. Zum Überziehen wenden.

3. Den Butternusskürbis im vorgeheizten Ofen etwa 30 Minuten rösten, bis er weich und leicht karamellisiert ist.

4. In einem großen Topf etwas Olivenöl bei mittlerer Hitze erhitzen. Die gehackte Zwiebel und die Karotten hinzufügen. Etwa 5 Minuten anbraten, bis das Gemüse weich wird.

5. Den gehackten Knoblauch hinzufügen und eine weitere Minute anbraten.

6. Den gerösteten Butternusskürbis, die Gemüsebrühe, den gemahlenen Zimt und die gemahlene Muskatnuss in den Topf geben. Zum Kochen bringen.

7. Die Hitze auf niedrige Stufe reduzieren und etwa 10 Minuten köcheln lassen.

8. Verwenden Sie einen Stabmixer oder geben Sie die Suppe in einen Mixer und mixen Sie, bis eine glatte Masse entsteht.

9. Mit Salz und Pfeffer abschmecken.

10. Nach Belieben mit frischer Petersilie oder Thymian garnieren.

11. Die geröstete Butternusskürbissuppe heiß servieren.

Nährwerte (pro Portion):

- Kalorien: 130

- Protein: 2g

- Fett: 4g

- Kohlenhydrate: 25g

- Ballaststoffe: 5 g

Griechischer Salat mit gegrilltem Hähnchen:

- Zubereitungszeit: 20 Minuten

- Garzeit: 15 Minuten (zum Grillen von Hähnchen)

- Portionen: 4

Zutaten:

- 2 Hähnchenbrustfilets ohne Knochen und Haut

- 1 Kopf Römersalat, gehackt

- 1 Gurke, entkernt und in Scheiben geschnitten

- 1 Tasse Kirschtomaten, halbiert

- 1/2 Tasse geschnittene rote Zwiebel

- 1/2 Tasse entkernte Kalamata-Oliven

- 1/2 Tasse zerbröselter Feta-Käse

- 2 Esslöffel natives Olivenöl extra

- 2 Esslöffel Rotweinessig

- 1 Teelöffel getrockneter Oregano

- Salz und Pfeffer nach Geschmack

Richtungen:

1. Heizen Sie den Grill auf mittlere bis hohe Hitze vor.

2. Die Hähnchenbrust mit Salz, Pfeffer und getrocknetem Oregano würzen.

3. Grillen Sie die Hähnchenbrust etwa 6–8 Minuten pro Seite oder bis sie gar sind. Vom Grill nehmen und einige Minuten ruhen lassen. Das Hähnchen in Streifen schneiden.

4. In einer großen Salatschüssel den gehackten Römersalat, die Gurkenscheiben, die Kirschtomaten, die geschnittenen roten Zwiebeln, die Kalamata-Oliven und den zerbröckelten Feta-Käse vermischen.

5. In einer kleinen Schüssel das native Olivenöl extra, den Rotweinessig, den getrockneten Oregano, Salz und Pfeffer verrühren.

6. Das Dressing über den Salat träufeln und vermengen.

7. Den Salat mit den gegrillten Hähnchenscheiben belegen.

8. Den griechischen Salat sofort mit gegrilltem Hähnchen servieren.

Nährwert (pro Portion):

- Kalorien: 320

- Protein: 28g

- Fett: 18g

- Kohlenhydrate: 14g

- Faser: 4g

Tomaten-Basilikum-Suppe:

- Zubereitungszeit: 10 Minuten

- Kochzeit: 25 Minuten

- Portionen: 4

Zutaten:

- 2 Esslöffel Olivenöl

- 1 Zwiebel, gehackt

- 2 Knoblauchzehen, gehackt

- 4 Tassen gewürfelte Tomaten (aus der Dose oder frisch)

- 2 Tassen Gemüsebrühe

- 1/2 Tasse frische Basilikumblätter, gehackt

- 1/4 Tasse Sahne (optional)

- Salz und Pfeffer nach Geschmack

- Geriebener Parmesan zum Garnieren (optional)

Richtungen:

1. Das Olivenöl in einem großen Topf bei mittlerer Hitze erhitzen.

2. Die gehackte Zwiebel dazugeben und etwa 5 Minuten anbraten, bis sie glasig wird.

3. Den gehackten Knoblauch hinzufügen und eine weitere Minute anbraten.

4. Tomatenwürfel und Gemüsebrühe in den Topf geben. Zum Kochen bringen.

5. Die Hitze auf niedrige Stufe reduzieren und etwa 15 Minuten köcheln lassen.

6. Den Topf vom Herd nehmen und etwas abkühlen lassen.

7. Verwenden Sie einen Stabmixer oder geben Sie die Suppe in einen Mixer und mixen Sie, bis eine glatte Masse entsteht.

8. Geben Sie die Suppe zurück in den Topf und rühren Sie die gehackten frischen Basilikumblätter unter.

9. Falls gewünscht, die Sahne unterrühren, um die Suppe cremig zu machen.

10. Mit Salz und Pfeffer abschmecken.

11. Erhitzen Sie die Suppe bei Bedarf bei schwacher Hitze erneut.

12. Die Tomaten-Basilikum-Suppe heiß servieren.

13. Nach Belieben mit geriebenem Parmesankäse garnieren.

Nährwert (pro Portion):

- Kalorien: 180

- Protein: 4g

- Fett: 12g

- Kohlenhydrate: 15g

- Faser: 4g

Garnelen-Avocado-Salat:

- Zubereitungszeit: 15 Minuten

- Kochzeit: 5 Minuten

- Portionen: 4

Zutaten:

- 1 Pfund Garnelen, geschält und entdarmt

- 2 Avocados, gewürfelt

- 1 Tasse Kirschtomaten, halbiert

- 1/4 Tasse rote Zwiebel, in dünne Scheiben geschnitten

- 1/4 Tasse gehackter frischer Koriander

- 1 Esslöffel Olivenöl

- 1 Esslöffel Limettensaft

- Salz und Pfeffer nach Geschmack

Richtungen:

1. Das Olivenöl in einer Pfanne bei mittlerer Hitze erhitzen.

2. Die Garnelen dazugeben und etwa 3–4 Minuten kochen lassen, bis sie rosa und undurchsichtig werden. Vom Herd nehmen und abkühlen lassen.

3. In einer großen Schüssel die gewürfelten Avocados, Kirschtomaten, roten Zwiebeln und gehackten Koriander vermischen.

4. Geben Sie die gekochten Garnelen in die Schüssel.

5. Mit Olivenöl und Limettensaft beträufeln.

6. Mit Salz und Pfeffer abschmecken.

7. Alle Zutaten vorsichtig vermischen, bis alles gut vermischt ist.

8. Den Garnelen-Avocado-Salat sofort servieren.

Nährwert (pro Portion):

- Kalorien: 280

- Protein: 25g

- Fett: 15g

- Kohlenhydrate: 11g

- Faser: 7g

Karotten-Ingwer-Suppe:

- Zubereitungszeit: 15 Minuten

- Kochzeit: 25 Minuten

- Portionen: 4

Zutaten:

- 1 Esslöffel Olivenöl

- 1 Zwiebel, gehackt

- 3 Knoblauchzehen, gehackt

- 1 Pfund Karotten, geschält und gehackt

- 1 Esslöffel geriebener frischer Ingwer

- 4 Tassen Gemüsebrühe

- 1/2 Tasse Kokosmilch

- Salz und Pfeffer nach Geschmack

- Gehackter frischer Koriander oder Petersilie zum Garnieren (optional)

Richtungen:

1. Das Olivenöl in einem großen Topf bei mittlerer Hitze erhitzen.

2. Die gehackte Zwiebel dazugeben und etwa 5 Minuten anbraten, bis sie glasig wird.

3. Den gehackten Knoblauch und den geriebenen Ingwer hinzufügen. Noch eine Minute anbraten.

4. Die gehackten Karotten und die Gemüsebrühe in den Topf geben. Zum Kochen bringen.

5. Reduzieren Sie die Hitze auf eine niedrige Stufe und lassen Sie es etwa 20 Minuten lang köcheln, bis die Karotten weich sind.

6. Den Topf vom Herd nehmen und etwas abkühlen lassen.

7. Verwenden Sie einen Stabmixer oder geben Sie die Suppe in einen Mixer und mixen Sie, bis eine glatte Masse entsteht.

8. Geben Sie die Suppe zurück in den Topf. Kokosmilch einrühren.

9. Mit Salz und Pfeffer abschmecken.

10. Erhitzen Sie die Suppe bei Bedarf noch einmal bei schwacher Hitze.

11. Die Karotten-Ingwer-Suppe heiß servieren.

12. Nach Belieben mit gehacktem frischem Koriander oder Petersilie garnieren.

Nährwert (pro Portion):

- Kalorien: 150

- Protein: 2g

- Fett: 9g

- Kohlenhydrate: 16g

- Faser: 4g

Spinat-Erdbeer-Salat:

- Zubereitungszeit: 10 Minuten

- Portionen: 4

Zutaten:

- 6 Tassen Babyspinatblätter

- 1 Tasse geschnittene Erdbeeren

- 1/4 Tasse gehobelte Mandeln

- 1/4 Tasse zerbröckelter Feta-Käse

- 2 Esslöffel Balsamico-Essig

- 2 Esslöffel natives Olivenöl extra

- 1 Esslöffel Honig

- Salz und Pfeffer nach Geschmack

Richtungen:

1. In einer großen Salatschüssel Babyspinatblätter, geschnittene Erdbeeren, geschnittene Mandeln und zerbröselten Feta-Käse vermengen.

2. In einer kleinen Schüssel Balsamico-Essig, natives Olivenöl extra, Honig, Salz und Pfeffer verrühren.

3. Das Dressing über den Salat träufeln.

4. Vorsichtig umrühren, um die Zutaten mit dem Dressing zu überziehen.

5. Den Spinat-Erdbeer-Salat sofort servieren.

Nährwert (pro Portion):

- Kalorien: 150

- Protein: 4g

- Fett: 10g

- Kohlenhydrate: 13g

- Faser: 4g

Blumenkohl-Lauch-Suppe:

- Zubereitungszeit: 15 Minuten

- Kochzeit: 25 Minuten

- Portionen: 4

Zutaten:

- 1 Esslöffel Olivenöl

- 2 Lauch, nur weiße und hellgrüne Teile, in Scheiben geschnitten

- 1 Kopf Blumenkohl, in Röschen geschnitten

- 2 Knoblauchzehen, gehackt

- 4 Tassen Gemüsebrühe

- 1/2 Tasse Sahne (optional)

- Salz und Pfeffer nach Geschmack

- Gehackter frischer Schnittlauch oder Petersilie zum Garnieren (optional)

Richtungen:

1. Das Olivenöl in einem großen Topf bei mittlerer Hitze erhitzen.

2. Den geschnittenen Lauch dazugeben und etwa 5 Minuten anbraten, bis er weich ist.

3. Die gehackten Blumenkohlröschen und den gehackten Knoblauch hinzufügen. Noch eine Minute anbraten.

4. Mit der Gemüsebrühe aufgießen und zum Kochen bringen.

5. Reduzieren Sie die Hitze auf eine niedrige Stufe und lassen Sie den Blumenkohl etwa 20 Minuten lang köcheln, bis er weich ist.

6. Den Topf vom Herd nehmen und etwas abkühlen lassen.

7. Verwenden Sie einen Stabmixer oder geben Sie die Suppe in einen Mixer und mixen Sie, bis eine glatte Masse entsteht.

8. Geben Sie die Suppe zurück in den Topf. Falls verwendet, die Sahne einrühren.

9. Mit Salz und Pfeffer abschmecken.

10. Erhitzen Sie die Suppe bei Bedarf noch einmal bei schwacher Hitze.

11. Die Blumenkohl-Lauch-Suppe heiß servieren.

12. Nach Belieben mit gehacktem frischem Schnittlauch oder Petersilie garnieren.

Nährwerte (pro Portion):

- Kalorien: 180

- Protein: 5g

- Fett: 13g

- Kohlenhydrate: 14g

- Ballaststoffe: 5 g

Caprese-Salat mit Balsamico-Glasur:

- Zubereitungszeit: 10 Minuten

- Portionen: 4

Zutaten:

- 3 große Tomaten, in Scheiben geschnitten

- 8 Unzen frischer Mozzarella-Käse, in Scheiben geschnitten

- 1/2 Tasse frische Basilikumblätter

- 2 Esslöffel Balsamico-Glasur

- 2 Esslöffel natives Olivenöl extra

- Salz und Pfeffer nach Geschmack

Richtungen:

1. Die Tomatenscheiben auf einer Servierplatte anrichten.

2. Auf jede Tomatenscheibe eine Scheibe Mozzarella legen.

3. Belegen Sie jede Mozzarellascheibe mit einem frischen Basilikumblatt.

4. Die Balsamico-Glasur und das native Olivenöl extra über den Salat träufeln.

5. Mit Salz und Pfeffer abschmecken.

6. Den Caprese-Salat sofort servieren.

Nährwert (pro Portion):

- Kalorien: 220

- Protein: 11g

- Fett: 17g

- Kohlenhydrate: 7g

- Ballaststoffe: 1g

Zucchini und Maissuppe:

- Zubereitungszeit: 15 Minuten

- Kochzeit: 25 Minuten

- Portionen: 4

Zutaten:

- 2 Esslöffel Butter oder Olivenöl

- 1 Zwiebel, gehackt

- 2 Knoblauchzehen, gehackt

- 2 Zucchini, gewürfelt

- 2 Tassen Maiskörner (frisch oder gefroren)

- 4 Tassen Gemüsebrühe

- 1 Tasse Milch oder Sahne

- 1 Teelöffel getrockneter Thymian

- Salz und Pfeffer nach Geschmack

- Gehackte frische Petersilie zum Garnieren (optional)

Richtungen:

1. Butter oder Olivenöl in einem großen Topf bei mittlerer Hitze erhitzen.

2. Die gehackte Zwiebel dazugeben und etwa 5 Minuten anbraten, bis sie glasig wird.

3. Den gehackten Knoblauch und die gewürfelten Zucchini hinzufügen. Weitere 2-3 Minuten anbraten.

4. Maiskörner, Gemüsebrühe und getrockneten Thymian in den Topf geben. Zum Kochen bringen.

5. Reduzieren Sie die Hitze auf eine niedrige Stufe und lassen Sie die Zucchini etwa 15 Minuten lang köcheln, bis sie weich ist.

6. Verwenden Sie einen Stabmixer oder geben Sie etwa die Hälfte der Suppe in einen Mixer und mixen Sie alles, bis eine glatte Masse entsteht.

7. Geben Sie die pürierte Suppe zurück in den Topf.

8. Milch oder Sahne einrühren. Mit Salz und Pfeffer abschmecken.

9. Erhitzen Sie die Suppe bei Bedarf bei schwacher Hitze erneut.

10. Zucchini und Maissuppe heiß servieren.

11. Nach Belieben mit gehackter frischer Petersilie garnieren.

Nährwert (pro Portion):

- Kalorien: 220

- Protein: 7g

- Fett: 10g

- Kohlenhydrate: 30g

- Ballaststoffe: 5 g

Quinoa- und Schwarzbohnensalat:

- Zubereitungszeit: 15 Minuten

- Kochzeit: 15 Minuten

- Portionen: 4

Zutaten:

- 1 Tasse Quinoa

- 2 Tassen Wasser

- 1 Dose (15 Unzen) schwarze Bohnen, abgespült und abgetropft

- 1 rote Paprika, gewürfelt

- 1 Tasse Kirschtomaten, halbiert

- 1/4 Tasse gehackte rote Zwiebel

- 1/4 Tasse gehackter frischer Koriander

- Saft von 1 Limette

- 2 Esslöffel natives Olivenöl extra

- Salz und Pfeffer nach Geschmack

- Optional: Avocadoscheiben zum Garnieren

Richtungen:

1. Spülen Sie die Quinoa unter kaltem Wasser ab.

2. In einem Topf das Wasser zum Kochen bringen. Den abgespülten Quinoa dazugeben und die Hitze auf niedrige Stufe reduzieren.

3. Den Topf abdecken und etwa 15 Minuten köcheln lassen, bis die Quinoa gar ist und das Wasser aufgesogen ist.

4. Den Topf vom Herd nehmen und die Quinoa abkühlen lassen.

5. In einer großen Schüssel gekochtes Quinoa, schwarze Bohnen, gewürfelte rote Paprika, Kirschtomaten, gehackte rote Zwiebeln und gehackten Koriander vermischen.

6. In einer kleinen Schüssel Limettensaft, natives Olivenöl extra, Salz und Pfeffer verrühren.

7. Das Dressing über den Salat träufeln.

8. Vorsichtig umrühren, um alle Zutaten mit dem Dressing zu bedecken.

9. Den Quinoa- und schwarzen Bohnensalat bei Zimmertemperatur oder gekühlt servieren.

10. Nach Belieben mit Avocadoscheiben garnieren.

Nährwerte (pro Portion):

- Kalorien: 320

- Protein: 12g

- Fett: 10g

- Kohlenhydrate: 48g

- Faser: 12g

Cremige Brokkolisuppe:

- Zubereitungszeit: 10 Minuten

- Kochzeit: 20 Minuten

- Portionen: 4

Zutaten:

- 2 Esslöffel Butter oder Olivenöl

- 1 Zwiebel, gehackt

- 2 Knoblauchzehen, gehackt

- 4 Tassen gehackte Brokkoliröschen

- 4 Tassen Gemüsebrühe

- 1 Tasse Milch oder Sahne

- Salz und Pfeffer nach Geschmack

- Geriebener Cheddar-Käse zum Garnieren (optional)

Richtungen:

1. Butter oder Olivenöl in einem großen Topf bei mittlerer Hitze erhitzen.

2. Die gehackte Zwiebel dazugeben und etwa 5 Minuten anbraten, bis sie glasig wird.

3. Den gehackten Knoblauch und die gehackten Brokkoliröschen hinzufügen. Weitere 2-3 Minuten anbraten.

4. Mit der Gemüsebrühe aufgießen und zum Kochen bringen.

5. Reduzieren Sie die Hitze auf eine niedrige Stufe und lassen Sie es etwa 15 Minuten lang köcheln, bis der Brokkoli weich ist.

6. Verwenden Sie einen Stabmixer oder geben Sie etwa die Hälfte der Suppe in einen Mixer und mixen Sie alles, bis eine glatte Masse entsteht.

7. Geben Sie die pürierte Suppe zurück in den Topf.

8. Milch oder Sahne einrühren. Mit Salz und Pfeffer abschmecken.

9. Erhitzen Sie die Suppe bei Bedarf bei schwacher Hitze erneut.

10. Die cremige Brokkolisuppe heiß servieren.

11. Nach Belieben mit geriebenem Cheddar-Käse garnieren.

Nährwert (pro Portion):

- Kalorien: 180

- Protein: 6g

- Fett: 10g

- Kohlenhydrate: 20g

- Ballaststoffe: 5 g

Wassermelone und Feta Salat:

- Zubereitungszeit: 10 Minuten

- Portionen: 4

Zutaten:

- 4 Tassen gewürfelte Wassermelone

- 1 Tasse zerbröselter Feta-Käse

- 1/4 Tasse frische Minzblätter, zerrissen

- 2 Esslöffel natives Olivenöl extra

- 1 Esslöffel Balsamico-Essig

- Salz und Pfeffer nach Geschmack

Richtungen:

1. In einer großen Schüssel die gewürfelte Wassermelone, den zerbröckelten Feta-Käse und die zerrissenen Minzblätter vermischen.

2. In einer kleinen Schüssel das native Olivenöl extra, den Balsamico-Essig, Salz und Pfeffer verrühren.

3. Das Dressing über den Wassermelonen-Feta-Salat träufeln.

4. Vorsichtig umrühren, um die Zutaten mit dem Dressing zu überziehen.

5. Den Salat sofort servieren oder zur späteren Verwendung im Kühlschrank aufbewahren.

Nährwerte (pro Portion):

- Kalorien: 180

- Protein: 6g

- Fett: 12g

- Kohlenhydrate: 14g

- Ballaststoffe: 1g

Linsensuppe mit Gemüse:

- Zubereitungszeit: 15 Minuten

- Kochzeit: 40 Minuten

- Portionen: 6

Zutaten:

- 1 Tasse getrocknete Linsen, abgespült und abgetropft

- 6 Tassen Gemüsebrühe

- 1 Zwiebel, gehackt

- 2 Karotten, gewürfelt

- 2 Selleriestangen, gewürfelt

- 2 Knoblauchzehen, gehackt

- 1 Teelöffel gemahlener Kreuzkümmel

- 1 Teelöffel gemahlener Koriander

- 1 Lorbeerblatt

- 2 Esslöffel Olivenöl

- Salz und Pfeffer nach Geschmack

- Gehackte frische Petersilie zum Garnieren (optional)

Richtungen:

1. In einem großen Topf das Olivenöl bei mittlerer Hitze erhitzen.

2. Fügen Sie die gehackte Zwiebel, die gewürfelten Karotten, den gewürfelten Sellerie und den gehackten Knoblauch hinzu. Etwa 5 Minuten anbraten, bis das Gemüse weich ist.

3. Den gemahlenen Kreuzkümmel, den gemahlenen Koriander und das Lorbeerblatt hinzufügen. Umrühren, um das Gemüse mit den Gewürzen zu überziehen.

4. Die abgespülten Linsen und die Gemüsebrühe in den Topf geben. Zum Kochen bringen.

5. Reduzieren Sie die Hitze auf eine niedrige Stufe und lassen Sie es etwa 30–35 Minuten köcheln, bis die Linsen weich sind.

6. Lorbeerblatt aus der Suppe nehmen.

7. Mit Salz und Pfeffer abschmecken.

8. Linsensuppe mit Gemüse heiß servieren.

9. Nach Belieben mit gehackter frischer Petersilie garnieren.

Nährwerte (pro Portion):

- Kalorien: 220

- Protein: 12g

- Fett: 5g

- Kohlenhydrate: 32g

- Ballaststoffe: 10 g

Asiatischer Gurkensalat:

- Zubereitungszeit: 10 Minuten

- Portionen: 4

Zutaten:

- 2 Gurken, in dünne Scheiben geschnitten

- 1 Karotte, julieniert

- 1/4 Tasse Reisessig

- 1 Esslöffel Sojasauce

- 1 Esslöffel Sesamöl

- 1 Esslöffel Honig oder Ahornsirup

- 1 Teelöffel geriebener Ingwer

- 2 Esslöffel gehackter frischer Koriander

- Sesamsamen zum Garnieren (optional)

Richtungen:

1. In einer großen Schüssel die geschnittenen Gurken und die Julienne-Karotte vermischen.

2. In einer separaten kleinen Schüssel Reisessig, Sojasauce, Sesamöl, Honig oder Ahornsirup und geriebenen Ingwer verrühren.

3. Das Dressing über die Gurken-Karotten-Mischung gießen.

4. Vorsichtig umrühren, um das Gemüse mit dem Dressing zu überziehen.

5. Mit gehacktem frischem Koriander und Sesam bestreuen.

6. Den asiatischen Gurkensalat gekühlt servieren.

Nährwerte (pro Portion):

- Kalorien: 60

- Protein: 1g

- Fett: 3g

- Kohlenhydrate: 9g

- Ballaststoffe: 2g

Cremige Pilzsuppe:

- Zubereitungszeit: 10 Minuten

- Kochzeit: 25 Minuten

- Portionen: 4

Zutaten:

- 1 Pfund Pilze, in Scheiben geschnitten

- 1 Zwiebel, gehackt

- 2 Knoblauchzehen, gehackt

- 2 Esslöffel Butter oder Olivenöl

- 4 Tassen Gemüsebrühe

- 1 Tasse Sahne oder Kokoscreme

- 1 Teelöffel getrockneter Thymian

- Salz und Pfeffer nach Geschmack

- Gehackte frische Petersilie zum Garnieren (optional)

Richtungen:

1. In einem großen Topf die Butter schmelzen oder das Olivenöl bei mittlerer Hitze erhitzen.

2. Die gehackte Zwiebel dazugeben und etwa 5 Minuten anbraten, bis sie glasig wird.

3. Den gehackten Knoblauch und die in Scheiben geschnittenen Pilze hinzufügen. Weitere 5-7 Minuten anbraten, bis die Pilze gar sind.

4. Mit der Gemüsebrühe aufgießen und den getrockneten Thymian dazugeben. Zum Kochen bringen.

5. Die Hitze auf niedrige Stufe reduzieren und etwa 10 Minuten köcheln lassen.

6. Verwenden Sie einen Stabmixer oder geben Sie etwa die Hälfte der Suppe in einen Mixer und mixen Sie alles, bis eine glatte Masse entsteht.

7. Geben Sie die pürierte Suppe zurück in den Topf.

8. Sahne oder Kokoscreme unterrühren. Mit Salz und Pfeffer abschmecken.

9. Erhitzen Sie die Suppe bei Bedarf bei schwacher Hitze erneut.

10. Die cremige Pilzsuppe heiß servieren.

11. Nach Belieben mit gehackter frischer Petersilie garnieren.

Nährwert (pro Portion):

- Kalorien: 220

- Protein: 4g

- Fett: 18g

- Kohlenhydrate: 11g

- Ballaststoffe: 2g

Quinoa-Tabouli-Salat:

- Zubereitungszeit: 15 Minuten

- Kochzeit: 15 Minuten

- Portionen: 4

Zutaten:

- 1 Tasse gekochte Quinoa

- 1 Gurke, gewürfelt

- 2 Tomaten, gewürfelt

- 1/2 Tasse fein gehackte frische Petersilie

- 1/4 Tasse gehackte frische Minzblätter

- 1/4 Tasse gehackte rote Zwiebel

- Saft von 1 Zitrone

- 2 Esslöffel natives Olivenöl extra

- Salz und Pfeffer nach Geschmack

Richtungen:

1. In einer großen Schüssel gekochtes Quinoa, gewürfelte Gurken, gewürfelte Tomaten, gehackte frische Petersilie, gehackte frische Minzblätter und gehackte rote Zwiebeln vermischen.

2. In einer kleinen Schüssel Zitronensaft, natives Olivenöl extra, Salz und Pfeffer verrühren.

3. Das Dressing über den Quinoa-Tabouli-Salat träufeln.

4. Vorsichtig umrühren, um alle Zutaten mit dem Dressing zu bedecken.

5. Den Salat zimmerwarm oder gekühlt servieren.

Nährwerte (pro Portion):

- Kalorien: 180

- Protein: 6g

- Fett: 8g

- Kohlenhydrate: 24g

- Faser: 4g

Geröstete Paprika-Suppe:

- Zubereitungszeit: 10 Minuten

- Kochzeit: 40 Minuten

- Portionen: 4

Zutaten:

- 3 rote Paprika

- 1 Zwiebel, gehackt

- 2 Knoblauchzehen, gehackt

- 2 Esslöffel Olivenöl

- 4 Tassen Gemüsebrühe

- 1 Dose (14 Unzen) gewürfelte Tomaten

- 1 Teelöffel geräuchertes Paprikapulver

- Salz und Pfeffer nach Geschmack

- Gehacktes frisches Basilikum zum Garnieren (optional)

Richtungen:

1. Heizen Sie den Ofen auf 220 °C (425 °F) vor.

2. Die roten Paprika halbieren und Kerne und Stiele entfernen.

3. Legen Sie die Paprikahälften mit der Schnittseite nach unten auf ein Backblech.

4. Rösten Sie die Paprika im vorgeheizten Ofen etwa 20–25 Minuten lang oder bis die Schalen verkohlt sind und Blasen bilden.

5. Die Paprika aus dem Ofen nehmen und abkühlen lassen. Sobald die Paprika abgekühlt sind, schälen Sie die Schale und schneiden Sie sie in kleinere Stücke.

6. In einem großen Topf das Olivenöl bei mittlerer Hitze erhitzen.

7. Die gehackte Zwiebel und den gehackten Knoblauch dazugeben und etwa 5 Minuten anbraten, bis die Zwiebel glasig wird.

8. Geröstete rote Paprika, Gemüsebrühe, Tomatenwürfel (mit ihren Säften), geräuchertes Paprikapulver, Salz und Pfeffer in den Topf geben.

9. Die Mischung zum Kochen bringen, dann die Hitze reduzieren und etwa 15 Minuten köcheln lassen.

10. Verwenden Sie einen Stabmixer oder geben Sie die Suppe in einen Mixer und mixen Sie, bis eine glatte Masse entsteht.

11. Die pürierte Suppe wieder in den Topf geben und bei Bedarf bei schwacher Hitze erneut erhitzen.

12. Servieren Sie die geröstete Paprikasuppe heiß.

13. Nach Belieben mit gehacktem frischem Basilikum garnieren.

Nährwerte (pro Portion):

- Kalorien: 140

- Protein: 3g

- Fett: 8g

- Kohlenhydrate: 15g

- Faser: 4g

Griechischer Orzo-Salat:

- Zubereitungszeit: 15 Minuten

- Kochzeit: 10 Minuten

- Portionen: 4

Zutaten:

- 1 Tasse Gerstennudeln

- 1 englische Gurke, gewürfelt

- 1 Tasse Kirschtomaten, halbiert

- 1/2 rote Zwiebel, in dünne Scheiben geschnitten

- 1/2 Tasse Kalamata-Oliven, entkernt und halbiert

- 1/2 Tasse zerbröselter Feta-Käse

- 1/4 Tasse gehackte frische Petersilie

- 2 Esslöffel natives Olivenöl extra

- Saft von 1 Zitrone

- Salz und Pfeffer nach Geschmack

Richtungen:

1. Kochen Sie die Orzo-Nudeln gemäß der Packungsanleitung. Abgießen und mit kaltem Wasser abspülen.

2. In einer großen Schüssel die gekochten Orzo-Nudeln, Gurkenwürfel, halbierte Kirschtomaten, dünn geschnittene rote Zwiebeln, halbierte Kalamata-Oliven, zerbröckelten Feta-Käse und gehackte frische Petersilie vermischen.

3. In einer kleinen Schüssel das native Olivenöl extra, den Zitronensaft, Salz und Pfeffer verrühren.

4. Das Dressing über den griechischen Orzo-Salat träufeln.

5. Vorsichtig umrühren, um alle Zutaten mit dem Dressing zu bedecken.

6. Den Salat zimmerwarm oder gekühlt servieren.

Nährwert (pro Portion):

- Kalorien: 280

- Protein: 8g

- Fett: 12g

- Kohlenhydrate: 35g

- Faser: 3g

Kapitel 4:

KÖSTLICHE HAUPTGERICHTE

Gebackener Lachs mit Zitrone und Dill:

- Zubereitungszeit: 10 Minuten

- Kochzeit: 15-20 Minuten

- Portionen: 4

Zutaten:

- 4 Lachsfilets

- 2 Esslöffel frischer Zitronensaft

- 2 Esslöffel Olivenöl

- 2 Knoblauchzehen, gehackt

- 1 Esslöffel gehackter frischer Dill

- Salz und Pfeffer nach Geschmack

- Zitronenscheiben zum Garnieren (optional)

Richtungen:

1. Heizen Sie den Ofen auf 200 °C (400 °F) vor und legen Sie ein Backblech mit Backpapier aus.

2. In einer kleinen Schüssel Zitronensaft, Olivenöl, gehackten Knoblauch, gehackten frischen Dill, Salz und Pfeffer verrühren.

3. Die Lachsfilets auf das vorbereitete Backblech legen.

4. Die Zitronen-Dill-Mischung über den Lachs träufeln und darauf achten, dass er gleichmäßig bedeckt ist.

5. Backen Sie den Lachs im vorgeheizten Ofen 15–20 Minuten lang oder bis er mit einer Gabel leicht zerfällt.

6. Den gebackenen Lachs mit Zitrone und Dill heiß servieren.

7. Nach Belieben mit Zitronenscheiben garnieren.

Nährwerte (pro Portion):

- Kalorien: 300

- Protein: 34g

- Fett: 17g

- Kohlenhydrate: 1g

- Faser: 0g

Gegrilltes Hähnchen mit Rosmarin und Knoblauch:

- Zubereitungszeit: 10 Minuten

- Kochzeit: 15-20 Minuten

- Portionen: 4

Zutaten:

- 4 Hähnchenbrustfilets ohne Knochen und Haut

- 2 Esslöffel Olivenöl

- 2 Knoblauchzehen, gehackt

- 1 Esslöffel gehackter frischer Rosmarin

- Salz und Pfeffer nach Geschmack

- Zitronenspalten zum Servieren (optional)

Richtungen:

1. Heizen Sie den Grill auf mittlere bis hohe Hitze vor.

2. In einer kleinen Schüssel Olivenöl, gehackten Knoblauch, gehackten frischen Rosmarin, Salz und Pfeffer vermischen.

3. Die Hähnchenbrüste mit der Rosmarin-Knoblauch-Mischung bestreichen und beide Seiten damit bestreichen.

4. Legen Sie die Hähnchenbrust auf den vorgeheizten Grill und grillen Sie sie 6–8 Minuten pro Seite oder bis die Innentemperatur 165 °F (74 °C) erreicht.

5. Nehmen Sie das Hähnchen vom Grill und lassen Sie es vor dem Servieren einige Minuten ruhen.

6. Das gegrillte Hähnchen mit Rosmarin und Knoblauch heiß servieren.

7. Nach Belieben Zitronenspalten über das Hähnchen drücken.

Nährwert (pro Portion):

- Kalorien: 220

- Protein: 32g

- Fett: 9g

- Kohlenhydrate: 1g

- Faser: 0g

Mit Quinoa gefüllte Paprika:

- Zubereitungszeit: 15 Minuten

- Kochzeit: 40 Minuten

- Portionen: 4

Zutaten:

- 4 Paprika (jede Farbe)

- 1 Tasse gekochte Quinoa

- 1 Tasse schwarze Bohnen aus der Dose, abgespült und abgetropft

- 1 Tasse Maiskörner (frisch oder gefroren)

- 1/2 Tasse gewürfelte Tomaten

- 1/2 Tasse geriebener Cheddar-Käse (optional)

- 2 Esslöffel gehackter frischer Koriander

- 1 Teelöffel gemahlener Kreuzkümmel

- 1/2 Teelöffel Chilipulver

- Salz und Pfeffer nach Geschmack

Richtungen:

1. Heizen Sie den Backofen auf 190 °C vor und fetten Sie eine Auflaufform leicht ein.

2. Schneiden Sie den Deckel der Paprika ab und entfernen Sie die Kerne und Membranen.

3. In einer großen Schüssel gekochtes Quinoa, schwarze Bohnen, Maiskörner, Tomatenwürfel, geriebenen Cheddar-Käse (falls verwendet), gehackten frischen Koriander, gemahlenen Kreuzkümmel, Chilipulver, Salz und Pfeffer vermischen. Gut mischen.

4. Die Quinoa-Mischung in die ausgehöhlten Paprikaschoten geben und fest verpacken.

5. Die gefüllten Paprikaschoten in die vorbereitete Auflaufform geben.

6. Decken Sie die Form mit Folie ab und backen Sie sie 25 Minuten lang im vorgeheizten Ofen.

7. Entfernen Sie die Folie und backen Sie weitere 10–15 Minuten oder bis die Paprika weich sind und die Füllung durchgewärmt ist.

8. Servieren Sie die mit Quinoa gefüllten Paprika heiß.

Nährwerte (pro Portion):

- Kalorien: 240

- Protein: 11g

- Fett: 4g

- Kohlenhydrate: 44g

- Ballaststoffe: 10 g

Garnelenpfanne mit Gemüse:

- Zubereitungszeit: 10 Minuten

- Kochzeit: 10 Minuten

- Portionen: 4

Zutaten:

- 1 Pfund Garnelen, geschält und entdarmt

- 2 Esslöffel Sojasauce

- 2 Esslöffel Austernsauce

- 1 Esslöffel Sesamöl

- 1 Esslöffel Maisstärke

- 1 Esslöffel Pflanzenöl

- 2 Knoblauchzehen, gehackt

- 2,5 cm großes Stück Ingwer, gerieben

- 1 Paprika, in dünne Scheiben geschnitten

- 1 Karotte, julieniert

- 1 Tasse Brokkoliröschen

- 1 Tasse Zuckererbsen

- Salz und Pfeffer nach Geschmack

- Gekochter Reis zum Servieren

Richtungen:

1. In einer kleinen Schüssel Sojasauce, Austernsauce, Sesamöl und Maisstärke verrühren. Beiseite legen.

2. Erhitzen Sie das Pflanzenöl in einer großen Pfanne oder einem Wok bei mittlerer bis hoher Hitze.

3. Den gehackten Knoblauch und den geriebenen Ingwer in die Pfanne geben und 1 Minute anbraten, bis ein angenehmer Duft entsteht.

4. Geben Sie die Garnelen in die Pfanne und kochen Sie sie 2-3 Minuten lang, bis sie anfangen, rosa zu werden.

5. Geben Sie die geschnittene Paprika, die Julienne-Karotte, die Brokkoliröschen und die Zuckererbsen in die Pfanne. 3–4 Minuten unter Rühren braten, bis das Gemüse knusprig und zart ist.

6. Gießen Sie die Saucenmischung über die Garnelen und das Gemüse in der Pfanne. Gut umrühren, um alles gleichmäßig zu bedecken.

7. Weitere 2-3 Minuten kochen, bis die Sauce eindickt und die Garnelen und das Gemüse bedeckt.

8. Mit Salz und Pfeffer abschmecken.

9. Servieren Sie die Garnelenpfanne mit Gemüse über gekochtem Reis.

Nährwerte (pro Portion):

- Kalorien: 250

- Protein: 25g

- Fett: 10g

- Kohlenhydrate: 15g

- Faser: 3g

Gebackener Kabeljau mit Kräutern und Zitrone:

- Zubereitungszeit: 10 Minuten

- Kochzeit: 15 Minuten

- Portionen: 4

Zutaten:

- 4 Kabeljaufilets

- 2 Esslöffel Olivenöl

- 2 Knoblauchzehen, gehackt

- 1 Esslöffel gehackte frische Petersilie

- 1 Teelöffel gehackter frischer Thymian

- 1 Teelöffel gehackter frischer Rosmarin

- 1 Zitrone, in Scheiben geschnitten

- Salz und Pfeffer nach Geschmack

Richtungen:

1. Heizen Sie den Ofen auf 200 °C (400 °F) vor und legen Sie ein Backblech mit Backpapier aus.

2. Die Kabeljaufilets auf das vorbereitete Backblech legen.

3. In einer kleinen Schüssel Olivenöl, gehackten Knoblauch, gehackte frische Petersilie, gehackten frischen Thymian, gehackten frischen Rosmarin, Salz und Pfeffer vermischen.

4. Die Kräuter-Knoblauch-Mischung über die Kabeljaufilets träufeln und darauf achten, dass sie gleichmäßig bedeckt sind.

5. Auf jedes Kabeljaufilet Zitronenscheiben legen.

6. Im vorgeheizten Ofen 15 Minuten backen oder bis der Kabeljau gar ist und sich mit einer Gabel leicht zerbröseln lässt.

7. Den gebackenen Kabeljau mit Kräutern und Zitrone heiß servieren.

Nährwerte (pro Portion):

- Kalorien: 180

- Protein: 30g

- Fett: 6g

- Kohlenhydrate: 2g

- Faser: 0g

Putenfleischbällchen mit Zucchininudeln:

- Zubereitungszeit: 15 Minuten

- Kochzeit: 25 Minuten

- Portionen: 4

Zutaten:

- 1 Pfund gemahlener Truthahn

- 1/4 Tasse Semmelbrösel

- 1/4 Tasse geriebener Parmesankäse

- 1/4 Tasse gehackte frische Petersilie

- 1 Ei

- 2 Knoblauchzehen, gehackt

- 1/2 Teelöffel getrockneter Oregano

- Salz und Pfeffer nach Geschmack

- 2 Esslöffel Olivenöl

- 4 mittelgroße Zucchini, spiralförmig zu Nudeln geformt

- 2 Tassen Marinara-Sauce

Richtungen:

1. In einer großen Schüssel das Putenhackfleisch, Semmelbrösel, geriebenen Parmesankäse, gehackte frische Petersilie, Ei, gehackten Knoblauch, getrockneten Oregano, Salz und Pfeffer vermischen. Gut mischen.

2. Aus der Putenmischung Fleischbällchen mit einem Durchmesser von etwa 2,5 cm formen.

3. Das Olivenöl in einer großen Pfanne bei mittlerer Hitze erhitzen. Fügen Sie die Putenfleischbällchen hinzu und kochen Sie sie 8–10 Minuten lang oder bis sie von allen Seiten gebräunt und durchgegart sind.

4. Die Putenfleischbällchen aus der Pfanne nehmen und beiseite stellen.

5. In derselben Pfanne die spiralförmigen Zucchininudeln hinzufügen und 2-3 Minuten kochen, bis sie weich sind.

6. Die Marinara-Sauce mit den Zucchininudeln in die Pfanne geben und verrühren.

7. Geben Sie die Putenfleischbällchen wieder in die Pfanne und lassen Sie sie weitere 5 Minuten lang köcheln, bis sie durchgewärmt sind.

8. Die Putenfleischbällchen mit Zucchininudeln heiß servieren.

Nährwert (pro Portion):

- Kalorien: 350

- Protein: 27g

- Fett: 18g

- Kohlenhydrate: 22g

- Ballaststoffe: 5 g

Auberginen-Parmesan mit glutenfreien Semmelbröseln:

- Zubereitungszeit: 20 Minuten

- Kochzeit: 40 Minuten

- Portionen: 4

Zutaten:

- 2 große Auberginen, in 0,6 cm dicke Scheiben geschnitten

- Salz

- 1 Tasse glutenfreie Semmelbrösel

- 1/2 Tasse geriebener Parmesankäse

- 2 Teelöffel getrocknetes italienisches Gewürz

- 2 Eier, geschlagen

- Olivenöl zum Braten

- 2 Tassen Marinara-Sauce

- 1 Tasse geriebener Mozzarella-Käse

- Frische Basilikumblätter zum Garnieren (optional)

Richtungen:

1. Die Auberginenscheiben mit Salz bestreuen und 15 Minuten ruhen lassen, um überschüssige Feuchtigkeit zu entfernen. Mit Papiertüchern trocken tupfen.

2. In einer flachen Schüssel die glutenfreien Semmelbrösel, den geriebenen Parmesankäse und die getrockneten italienischen Gewürze vermischen.

3. Tauchen Sie jede Auberginenscheibe in die geschlagenen Eier, bestreichen Sie sie dann mit der Semmelbröselmischung und drücken Sie sie leicht an, damit sie festklebt.

4. Olivenöl in einer großen Pfanne bei mittlerer Hitze erhitzen. Die panierten Auberginenscheiben portionsweise etwa 2-3 Minuten pro Seite braten, oder bis sie goldbraun sind. Auf Papiertüchern abtropfen lassen.

5. Heizen Sie den Ofen auf 190 °C (375 °F) vor. Eine dünne Schicht Marinara-Sauce auf dem Boden einer Auflaufform verteilen.

6. Legen Sie eine einzelne Schicht gebratener Auberginenscheiben leicht überlappend in die Auflaufform. Mit mehr Marinara-Sauce und geriebenem Mozzarella-Käse belegen.

7. Wiederholen Sie die Schichten, bis alle Auberginenscheiben aufgebraucht sind, und geben Sie zum Schluss Marinara-Sauce und Mozzarella-Käse darüber.

8. Im vorgeheizten Ofen 20–25 Minuten backen, oder bis der Käse geschmolzen ist und Blasen bildet.

9. Lassen Sie den Auberginen-Parmesan vor dem Servieren einige Minuten abkühlen.

10. Nach Belieben mit frischen Basilikumblättern garnieren.

Nährwerte (pro Portion):

- Kalorien: 380

- Protein: 16g

- Fett: 18g

- Kohlenhydrate: 43g

- Faser: 12g

Gebratene Hähnchenschenkel mit Zitronenkräutern:

- Zubereitungszeit: 10 Minuten

- Kochzeit: 30 Minuten

- Portionen: 4

Zutaten:

- 4 Hähnchenschenkel, mit Knochen und Haut

- 2 Esslöffel Olivenöl

- 2 Esslöffel frischer Zitronensaft

- 2 Knoblauchzehen, gehackt

- 1 Esslöffel gehackter frischer Thymian

- 1 Esslöffel gehackter frischer Rosmarin

- Salz und Pfeffer nach Geschmack

- Zitronenscheiben zum Garnieren (optional)

Richtungen:

1. Heizen Sie den Ofen auf 220 °C (425 °F) vor und legen Sie ein Backblech mit Backpapier aus.

2. In einer kleinen Schüssel Olivenöl, Zitronensaft, gehackten Knoblauch, gehackten frischen Thymian, gehackten frischen Rosmarin, Salz und Pfeffer verrühren.

3. Legen Sie die Hähnchenschenkel auf das vorbereitete Backblech.

4. Die Zitronen-Kräuter-Mischung über die Hähnchenschenkel träufeln und darauf achten, dass sie gleichmäßig bedeckt sind.

5. Legen Sie Zitronenscheiben auf jeden Hähnchenschenkel.

6. Im vorgeheizten Ofen 25–30 Minuten braten, oder bis das Hähnchen gar ist und die Haut knusprig und goldbraun ist.

7. Aus dem Ofen nehmen und die Hähnchenschenkel vor dem Servieren einige Minuten ruhen lassen.

8. Servieren Sie die mit Zitronenkräutern gebratenen Hähnchenschenkel mit einer Beilage Ihrer Wahl.

Nährwerte (pro Portion):

- Kalorien: 350

- Protein: 21g

- Fett: 27g

- Kohlenhydrate: 2g

- Faser: 0g

Gefüllte Portobello-Pilze mit Quinoa und Spinat:

- Zubereitungszeit: 15 Minuten

- Kochzeit: 25 Minuten

- Portionen: 4

Zutaten:

- 4 große Portobello-Pilze

- 1 Tasse gekochte Quinoa

- 1 Tasse gehackter Spinat

- 1/2 Tasse gewürfelte Zwiebel

- 2 Knoblauchzehen, gehackt

- 1/2 Tasse geriebener Mozzarella-Käse

- 2 Esslöffel geriebener Parmesankäse

- 2 Esslöffel Olivenöl

- Salz und Pfeffer nach Geschmack

Richtungen:

1. Heizen Sie den Ofen auf 190 °C (375 °F) vor und legen Sie ein Backblech mit Backpapier aus.

2. Entfernen Sie die Stiele von den Portobello-Pilzen und kratzen Sie die Kiemen vorsichtig mit einem Löffel heraus.

3. In einer großen Pfanne das Olivenöl bei mittlerer Hitze erhitzen. Die gewürfelte Zwiebel und den gehackten Knoblauch dazugeben und anbraten, bis die Zwiebel glasig ist und duftet.

4. Den gehackten Spinat in die Pfanne geben und kochen, bis er zusammenfällt.

5. In einer Schüssel gekochtes Quinoa, sautierte Zwiebeln, Knoblauch und Spinat vermischen. Mit Salz und Pfeffer abschmecken.

6. Die Quinoa-Mischung in die Portobello-Pilzkappen geben und gleichmäßig verteilen.

7. Streuen Sie den geriebenen Mozzarella-Käse und den geriebenen Parmesankäse über jeden gefüllten Pilz.

8. Die gefüllten Portobello-Pilze auf das vorbereitete Backblech legen und im vorgeheizten Ofen 20–25 Minuten backen, oder bis die Pilze weich und der Käse geschmolzen und goldbraun sind.

9. Aus dem Ofen nehmen und die gefüllten Champignons vor dem Servieren einige Minuten abkühlen lassen.

Nährwerte (pro Portion):

- Kalorien: 220

- Protein: 11g

- Fett: 11g

- Kohlenhydrate: 21g

- Faser: 4g

Gebackener Tofu mit asiatischer Glasur:

- Zubereitungszeit: 10 Minuten

- Kochzeit: 25 Minuten

- Portionen: 4

Zutaten:

- 1 Block fester Tofu, abgetropft und gepresst

- 2 Esslöffel Sojasauce

- 2 Esslöffel Hoisinsauce

- 1 Esslöffel Reisessig

- 1 Esslöffel Honig oder Ahornsirup

- 1 Knoblauchzehe, gehackt

- 1 Teelöffel geriebener frischer Ingwer

- 1 Esslöffel Sesamöl

- 1 Esslöffel Sesam (optional)

- Gehackte Frühlingszwiebeln zum Garnieren (optional)

Richtungen:

1. Heizen Sie den Ofen auf 200 °C (400 °F) vor und legen Sie ein Backblech mit Backpapier aus.

2. Den gepressten Tofu je nach Vorliebe in Würfel oder Scheiben schneiden.

3. In einer kleinen Schüssel Sojasauce, Hoisinsauce, Reisessig, Honig oder Ahornsirup, gehackten Knoblauch, geriebenen frischen Ingwer und Sesamöl verrühren.

4. Legen Sie den Tofu auf das vorbereitete Backblech und träufeln Sie die asiatische Glasur über den Tofu. Achten Sie darauf, dass jedes Stück damit bedeckt ist.

5. Nach Belieben Sesamkörner über den Tofu streuen.

6. Im vorgeheizten Ofen 25 Minuten backen oder bis der Tofu goldbraun und leicht knusprig ist.

7. Aus dem Ofen nehmen und den gebackenen Tofu vor dem Servieren einige Minuten abkühlen lassen.

8. Nach Belieben mit gehackten Frühlingszwiebeln garnieren.

Nährwert (pro Portion):

- Kalorien: 180

- Protein: 12g

- Fett: 10g

- Kohlenhydrate: 14g

- Ballaststoffe: 2g

Rindfleischpfanne mit Brokkoli und Zuckerschoten:

- Zubereitungszeit: 15 Minuten

- Kochzeit: 15 Minuten

- Portionen: 4

Zutaten:

- 1 Pfund Rindersteak (z. B. Rinderfilet oder Rindersteak), in dünne Scheiben geschnitten

- 2 Esslöffel Sojasauce

- 1 Esslöffel Austernsauce

- 1 Esslöffel Maisstärke

- 2 Esslöffel Pflanzenöl

- 2 Knoblauchzehen, gehackt

- 1 Teelöffel geriebener frischer Ingwer

- 2 Tassen Brokkoliröschen

- 1 Tasse Zuckerschoten

- 1/2 Tasse geschnittene Karotten

- Salz und Pfeffer nach Geschmack

- Gekochter Reis oder Nudeln zum Servieren

Richtungen:

1. In einer Schüssel das geschnittene Rindfleisch, Sojasauce, Austernsauce und Maisstärke vermischen. Mischen, bis das Rindfleisch gut bedeckt ist. Beiseite legen.

2. Erhitzen Sie das Pflanzenöl in einer großen Pfanne oder einem Wok bei starker Hitze.

3. Den gehackten Knoblauch und den geriebenen Ingwer in die Pfanne geben und etwa 30 Sekunden lang anbraten, bis ein angenehmer Duft entsteht.

4. Das marinierte Rindfleisch in die Pfanne geben und 2–3 Minuten unter Rühren braten, bis es braun ist.

5. Brokkoliröschen, Zuckerschoten und geschnittene Karotten in die Pfanne geben. Weitere 3–4 Minuten unter Rühren braten, bis das Gemüse knusprig und zart ist.

6. Mit Salz und Pfeffer abschmecken.

7. Servieren Sie das gebratene Rindfleisch mit Brokkoli und Zuckerschoten über gekochtem Reis oder Nudeln.

Nährwert (pro Portion):

- Kalorien: 320

- Protein: 25g

- Fett: 16g

- Kohlenhydrate: 20g

- Ballaststoffe: 5 g

Blumenkohl-Steak mit Chimichurri-Sauce:

- Zubereitungszeit: 10 Minuten

- Kochzeit: 25 Minuten

- Portionen: 4

Zutaten:

- 1 großer Blumenkohlkopf

- 3 Esslöffel Olivenöl

- Salz und Pfeffer nach Geschmack

- 1/2 Tasse gehackte frische Petersilie

- 3 Esslöffel gehackter frischer Koriander

- 2 Esslöffel gehackter frischer Oregano

- 2 Knoblauchzehen, gehackt

- 2 Esslöffel Rotweinessig

- 1/4 Tasse Olivenöl

- Saft von 1/2 Zitrone

- Salz und Pfeffer nach Geschmack

Richtungen:

1. Heizen Sie den Ofen auf 220 °C (425 °F) vor und legen Sie ein Backblech mit Backpapier aus.

2. Entfernen Sie die Blätter vom Blumenkohl und schneiden Sie das Stielende ab, sodass der Kern intakt bleibt.

3. Schneiden Sie den Blumenkohl in 2,5 cm dicke „Steaks".

4. Die Blumenkohlsteaks auf das vorbereitete Backblech legen und beide Seiten mit Olivenöl bestreichen. Mit Salz und Pfeffer abschmecken.

5. Im vorgeheizten Ofen 20–25 Minuten rösten, dabei die Steaks nach der Hälfte der Zeit wenden, bis der Blumenkohl zart und goldbraun ist.

6. Während der Blumenkohl röstet, bereiten Sie die Chimichurri-Sauce zu. In einer Schüssel gehackte Petersilie, gehackten Koriander, gehackten Oregano, gehackten Knoblauch, Rotweinessig, Olivenöl, Zitronensaft, Salz und Pfeffer vermischen. Gut mischen.

7. Die gerösteten Blumenkohlsteaks aus dem Ofen nehmen und einige Minuten abkühlen lassen.

8. Servieren Sie die Blumenkohlsteaks mit der darüber geträufelten Chimichurri-Sauce.

Nährwerte (pro Portion):

- Kalorien: 180

- Protein: 5g

- Fett: 16g

- Kohlenhydrate: 9g

- Faser: 4g

Linsencurry mit Kokosmilch:

- Zubereitungszeit: 15 Minuten

- Kochzeit: 30 Minuten

- Portionen: 4

Zutaten:

- 1 Tasse getrocknete Linsen (jede Sorte), abgespült

- 1 Esslöffel Pflanzenöl

- 1 Zwiebel, gehackt

- 2 Knoblauchzehen, gehackt

- 1 Esslöffel geriebener frischer Ingwer

- 2 Esslöffel Currypulver

- 1 Teelöffel gemahlener Kreuzkümmel

- 1/2 Teelöffel gemahlener Kurkuma

- 1 Dose (14 Unzen) Kokosmilch

- 1 Dose (14 Unzen) gewürfelte Tomaten

- 2 Tassen Gemüsebrühe

- 2 Tassen gehacktes Gemüse (z. B. Karotten, Paprika oder Blumenkohl)

- Salz und Pfeffer nach Geschmack

- Gekochter Reis oder Naan-Brot zum Servieren

Richtungen:

1. In einem großen Topf das Pflanzenöl bei mittlerer Hitze erhitzen.

2. Die gehackte Zwiebel in den Topf geben und 3-4 Minuten anbraten, bis sie weich ist.

3. Den gehackten Knoblauch und den geriebenen Ingwer in den Topf geben und eine weitere Minute anbraten, bis ein angenehmer Duft entsteht.

4. Currypulver, gemahlenen Kreuzkümmel und gemahlene Kurkuma einrühren und 1 Minute kochen lassen, um die Gewürze zu rösten.

5. Geben Sie die abgespülten Linsen, die Kokosmilch, die gewürfelten Tomaten (mit ihren Säften), die Gemüsebrühe und das gehackte Gemüse in den Topf. Zum Kombinieren umrühren.

6. Die Mischung zum Kochen bringen, dann die Hitze reduzieren, den Topf abdecken und 25–30 Minuten köcheln lassen, oder bis die Linsen und das Gemüse weich sind.

7. Mit Salz und Pfeffer abschmecken.

8. Servieren Sie das Linsencurry über gekochtem Reis oder mit Naan-Brot.

Nährwerte (pro Portion):

- Kalorien: 320

- Protein: 13g

- Fett: 12g

- Kohlenhydrate: 42g

- Ballaststoffe: 15 g

Puten-Chili mit schwarzen Bohnen:

- Zubereitungszeit: 15 Minuten

- Kochzeit: 45 Minuten

- Portionen: 6

Zutaten:

- 1 Esslöffel Olivenöl

- 1 Pfund gemahlener Truthahn

- 1 Zwiebel, gehackt

- 2 Knoblauchzehen, gehackt

- 1 Paprika, gehackt

- 1 Dose (14 Unzen) gewürfelte Tomaten

- 1 Dose (14 Unzen) Tomatensauce

- 1 Dose (14 Unzen) schwarze Bohnen, abgespült und abgetropft

- 1 Tasse Maiskörner

- 2 Esslöffel Chilipulver

- 1 Teelöffel gemahlener Kreuzkümmel

- 1/2 Teelöffel Paprika

- 1/2 Teelöffel getrockneter Oregano

- Salz und Pfeffer nach Geschmack

- Optionale Beläge: geriebener Käse, Sauerrahm, gehackte Frühlingszwiebeln

Richtungen:

1. In einem großen Topf das Olivenöl bei mittlerer Hitze erhitzen.

2. Geben Sie das Putenhackfleisch in den Topf und kochen Sie es, indem Sie es mit einem Löffel zerkleinern, bis es braun und durchgegart ist.

3. Die gehackte Zwiebel, den gehackten Knoblauch und die gehackte Paprika in den Topf geben. 5-6 Minuten anbraten, bis das Gemüse weich ist.

4. Tomatenwürfel, Tomatensauce, schwarze Bohnen, Maiskörner, Chilipulver, gemahlenen Kreuzkümmel, Paprika,

getrockneten Oregano, Salz und Pfeffer unterrühren. Gut mischen.

5. Bringen Sie das Chili zum Kochen, reduzieren Sie dann die Hitze auf eine niedrige Stufe, decken Sie den Topf ab und lassen Sie es 30 Minuten lang köcheln, dabei gelegentlich umrühren.

6. Abschmecken und bei Bedarf mit mehr Salz und Pfeffer nachwürzen.

7. Servieren Sie das Puten-Chili heiß, garniert mit geriebenem Käse, Sauerrahm und gehackten Frühlingszwiebeln, falls gewünscht.

Nährwert (pro Portion):

- Kalorien: 320

- Protein: 23g

- Fett: 10g

- Kohlenhydrate: 36g

- Ballaststoffe: 10 g

Gefüllte Kohlrouladen mit Putenhackfleisch:

- Zubereitungszeit: 30 Minuten

- Kochzeit: 1 Stunde 30 Minuten

- Portionen: 6

Zutaten:

- 1 großer Kohlkopf

- 1 Pfund gemahlener Truthahn

- 1 Zwiebel, gehackt

- 2 Knoblauchzehen, gehackt

- 1 Tasse gekochter Reis

- 1 Dose (14 Unzen) gewürfelte Tomaten

- 1 Dose (14 Unzen) Tomatensauce

- 1 Esslöffel Tomatenmark

- 1 Teelöffel getrockneter Oregano

- 1/2 Teelöffel getrockneter Thymian

- Salz und Pfeffer nach Geschmack

- Gehackte frische Petersilie zum Garnieren

Richtungen:

1. Einen großen Topf Wasser zum Kochen bringen. Den ganzen Kohlkopf dazugeben und etwa 5 Minuten kochen lassen, bis die äußeren Blätter weich sind. Den Kohl aus dem Topf nehmen und abkühlen lassen.

2. In einer großen Pfanne das Putenhackfleisch bei mittlerer Hitze anbraten, bis es braun ist. Die gehackte Zwiebel und den gehackten Knoblauch in die Pfanne geben und weitere 3–4 Minuten braten, bis die Zwiebel weich ist.

3. Nehmen Sie die Pfanne vom Herd und rühren Sie den gekochten Reis, die gewürfelten Tomaten (mit ihren Säften), Salz und Pfeffer hinein. Gut mischen.

4. Heizen Sie den Ofen auf 350 °F (175 °C) vor.

5. Die aufgeweichten Kohlblätter vorsichtig einzeln abziehen und die dicke Mittelrippe abschneiden. Geben Sie einen Löffel der Puten-Reis-Mischung auf jedes Kohlblatt und rollen Sie es auf, wobei Sie dabei die Seiten einschlagen. Die Kohlrouladen mit der Naht nach unten in eine Auflaufform legen.

6. In einer Schüssel Tomatensauce, Tomatenmark, getrockneten Oregano, getrockneten Thymian, Salz und Pfeffer vermischen. Gut mischen. Die Soße über die Kohlrouladen in der Auflaufform gießen.

7. Decken Sie die Auflaufform mit Folie ab und backen Sie sie 1 Stunde lang im vorgeheizten Ofen. Dann die Folie entfernen und weitere 30 Minuten backen, bis die Kohlrouladen zart und die Soße eingedickt sind.

8. Die gefüllten Kohlrouladen heiß servieren, garniert mit gehackter frischer Petersilie.

Nährwerte (pro Portion):

- Kalorien: 280

- Protein: 16g

Fett: 7g

- Kohlenhydrate: 41g

- Faser: 8g

Enchiladas aus Süßkartoffeln und schwarzen Bohnen:

- Zubereitungszeit: 20 Minuten

- Kochzeit: 30 Minuten

- Portionen: 4

Zutaten:

- 2 große Süßkartoffeln, geschält und gewürfelt

- 1 Dose (15 Unzen) schwarze Bohnen, abgespült und abgetropft

- 1 Tasse Maiskörner

- 1 kleine Zwiebel, gehackt

- 2 Knoblauchzehen, gehackt

- 1 Teelöffel gemahlener Kreuzkümmel

- 1/2 Teelöffel Chilipulver

- Salz und Pfeffer nach Geschmack

- 8 kleine Maistortillas

- 1 Tasse Enchiladasauce

- 1 Tasse geriebener Cheddar oder eine mexikanische Käsemischung

- Optionale Toppings: gehackter frischer Koriander, gewürfelte Avocado, Sauerrahm

Richtungen:

1. Heizen Sie den Backofen auf 190 °C vor und fetten Sie eine Auflaufform leicht ein.

2. Geben Sie die gewürfelten Süßkartoffeln in eine mikrowellengeeignete Schüssel und kochen Sie sie etwa 5 Minuten lang in der Mikrowelle, bis sie weich sind.

3. In einer großen Pfanne etwas Öl bei mittlerer Hitze erhitzen. Die gehackte Zwiebel und den gehackten Knoblauch dazugeben und 2-3 Minuten anbraten, bis die Zwiebel glasig ist.

4. Geben Sie die gekochten Süßkartoffeln, schwarzen Bohnen, Maiskörner, gemahlenen Kreuzkümmel, Chilipulver, Salz und Pfeffer in die Pfanne. Gut umrühren und weitere 2-3 Minuten kochen lassen, bis alles durchgewärmt ist.

5. Erwärmen Sie die Maistortillas einige Sekunden lang in der Mikrowelle, damit sie geschmeidig werden.

6. Geben Sie eine Portion der Süßkartoffel- und schwarzen Bohnenfüllung auf jede Tortilla und rollen Sie sie auf. Legen Sie die gefüllten Tortillas mit der Naht nach unten in die vorbereitete Auflaufform.

7. Gießen Sie die Enchilada-Sauce gleichmäßig über die gerollten Tortillas.

8. Streuen Sie den geriebenen Käse über die Enchiladas.

9. Im vorgeheizten Ofen 25–30 Minuten backen, bis der Käse geschmolzen ist und Blasen bildet.

10. Aus dem Ofen nehmen und die Enchiladas einige Minuten abkühlen lassen.

11. Servieren Sie die Enchiladas aus Süßkartoffeln und schwarzen Bohnen mit Toppings Ihrer Wahl, z. B. gehacktem frischem Koriander, gewürfelten Avocados und saurer Sahne.

Nährwerte (pro Portion):

- Kalorien: 380

- Protein: 15g

- Fett: 10g

- Kohlenhydrate: 60g

- Faser: 12g

Mit Spinat und Ricotta gefüllte Hähnchenbrust:

- Zubereitungszeit: 15 Minuten

- Kochzeit: 25 Minuten

- Portionen: 4

Zutaten:

- 4 Hähnchenbrustfilets ohne Knochen und Haut

- 2 Tassen verpackte frische Spinatblätter

- 1 Tasse Ricotta-Käse

- 1/2 Tasse geriebener Mozzarella-Käse

- 2 Knoblauchzehen, gehackt

- 1/2 Teelöffel getrocknetes Basilikum

- 1/2 Teelöffel getrockneter Oregano

- Salz und Pfeffer nach Geschmack

- Olivenöl zum Kochen

Richtungen:

1. Heizen Sie den Ofen auf 200 °C (400 °F) vor und fetten Sie eine Auflaufform leicht ein.

2. Schneiden Sie eine Tasche in jede Hähnchenbrust und achten Sie darauf, dass Sie nicht ganz durchschneiden.

3. In einer Schüssel die frischen Spinatblätter, den Ricotta-Käse, den geriebenen Mozzarella-Käse, den gehackten Knoblauch, das getrocknete Basilikum, den getrockneten Oregano, Salz und Pfeffer vermischen. Gut mischen.

4. Die Spinat-Ricotta-Mischung in die Taschen jeder Hähnchenbrust geben und gleichmäßig verteilen.

5. Etwas Olivenöl in einer Pfanne bei mittlerer bis hoher Hitze erhitzen. Die gefüllten Hähnchenbrüste darin von jeder Seite 2-3 Minuten anbraten, bis sie braun sind.

6. Übertragen Sie die gebratenen Hähnchenbrüste in die vorbereitete Auflaufform.

7. Im vorgeheizten Ofen 20–25 Minuten backen, bis das Hähnchen gar ist und der Käse geschmolzen ist und Blasen bildet.

8. Nehmen Sie das Hähnchen aus dem Ofen und lassen Sie es vor dem Servieren einige Minuten ruhen.

Nährwerte (pro Portion):

- Kalorien: 320

- Protein: 42g

- Fett: 12g

- Kohlenhydrate: 4g

- Ballaststoffe: 1g

Quinoa-Gemüse-Pfanne:

- Zubereitungszeit: 10 Minuten

- Kochzeit: 20 Minuten

- Portionen: 4

Zutaten:

- 1 Tasse Quinoa

- 2 Tassen Gemüsebrühe oder Wasser

- 2 Esslöffel Sojasauce

- 1 Esslöffel Sesamöl

- 2 Knoblauchzehen, gehackt

- 1 Esslöffel geriebener frischer Ingwer

- 1 Tasse geschnittene Paprika

- 1 Tasse geschnittene Karotten

- 1 Tasse Zuckererbsen

- 1 Tasse Brokkoliröschen

- 1 Tasse geschnittene Champignons

- Salz und Pfeffer nach Geschmack

- Optionale Beläge: gehackte Frühlingszwiebeln, geröstete Sesamkörner

Richtungen:

1. Spülen Sie die Quinoa unter kaltem Wasser ab.

2. In einem Topf die Gemüsebrühe oder das Wasser zum Kochen bringen. Den abgespülten Quinoa dazugeben und die Hitze auf niedrige Stufe reduzieren. Abdecken und etwa 15 Minuten köcheln lassen, bis die Quinoa gar ist und die Flüssigkeit aufgesogen ist. Mit einer Gabel auflockern.

3. In einer kleinen Schüssel Sojasauce, Sesamöl, gehackten Knoblauch und geriebenen Ingwer verrühren.

4. Etwas Öl in einer großen Pfanne oder einem Wok bei mittlerer bis hoher Hitze erhitzen. Fügen Sie die geschnittenen Paprikaschoten, Karotten, Erbsen, Brokkoliröschen und Pilze

hinzu. Unter Rühren etwa 5–6 Minuten braten, bis das Gemüse zart-knusprig ist.

5. Schieben Sie das Gemüse auf eine Seite der Pfanne und gießen Sie die Sojasaucenmischung in den leeren Raum. Lassen Sie es eine Minute lang kochen, um es zu erhitzen.

6. Geben Sie die gekochte Quinoa in die Pfanne und vermengen Sie alles miteinander. Weitere 2-3 Minuten kochen lassen, bis die Quinoa durchgewärmt und gut mit der Sauce bedeckt ist.

7. Mit Salz und Pfeffer abschmecken.

8. Vom Herd nehmen und nach Belieben mit gehackten Frühlingszwiebeln und gerösteten Sesamkörnern garnieren.

9. Servieren Sie die Quinoa-Gemüse-Pfanne als Hauptgericht oder als Beilage.

Nährwerte (pro Portion):

- Kalorien: 280

- Protein: 9g

Fett: 7g

- Kohlenhydrate: 47g

- Faser: 7g

Gebackene Aubergine mit Tomate und Mozzarella:

- Zubereitungszeit: 20 Minuten

- Kochzeit: 30 Minuten

- Portionen: 4

Zutaten:

- 1 große Aubergine, in 1/2-Zoll-Runden geschnitten

- Salz

- Olivenöl zum Bestreichen

- 1 Tasse Tomatensauce

- 1 Tasse geriebener Mozzarella-Käse

- Frische Basilikumblätter zum Garnieren

Richtungen:

1. Heizen Sie den Ofen auf 200 °C (400 °F) vor und legen Sie ein Backblech mit Backpapier aus.

2. Legen Sie die Auberginenscheiben auf ein Schneidebrett und bestreuen Sie beide Seiten mit Salz. Lassen Sie sie etwa 10 Minuten ruhen, um überschüssige Feuchtigkeit zu entziehen.

3. Tupfen Sie die Auberginenscheiben mit einem Papiertuch ab, um Salz und Feuchtigkeit zu entfernen.

4. Beide Seiten der Auberginenscheiben mit Olivenöl bestreichen und auf das vorbereitete Backblech legen.

5. Im vorgeheizten Ofen 15 Minuten backen, dann die Scheiben umdrehen und weitere 10 Minuten backen, oder bis die Aubergine zart und leicht gebräunt ist.

6. Nehmen Sie die Auberginenscheiben aus dem Ofen und reduzieren Sie die Temperatur auf 375 °F (190 °C).

7. Den Boden einer Auflaufform dünn mit Tomatensauce bestreichen.

8. Eine Schicht gebackene Auberginenscheiben auf die Sauce legen.

9. Mehr Tomatensauce über die Auberginenscheiben geben und mit geriebenem Mozzarella-Käse bestreuen.

10. Wiederholen Sie die Schichten, bis alle Zutaten aufgebraucht sind, und schließen Sie mit einer Schicht Tomatensauce und Mozzarella-Käse darüber ab.

11. Im Ofen etwa 15 Minuten backen oder bis der Käse geschmolzen ist und Blasen bildet.

12. Aus dem Ofen nehmen und einige Minuten abkühlen lassen.

13. Vor dem Servieren mit frischen Basilikumblättern garnieren.

Nährwerte (pro Portion):

- Kalorien: 180

- Protein: 9g

- Fett: 10g

- Kohlenhydrate: 14g

- Ballaststoffe: 5 g

Kokos-Curry-Garnelen mit Blumenkohlreis:

- Zubereitungszeit: 10 Minuten

- Kochzeit: 20 Minuten

- Portionen: 4

Zutaten:

- 1 Pfund große Garnele, geschält und entdarmt

- 1 Esslöffel Kokosöl

- 1 kleine Zwiebel, gehackt

- 2 Knoblauchzehen, gehackt

- 1 Esslöffel geriebener frischer Ingwer

- 1 Esslöffel Currypulver

- 1 Dose (14 Unzen) Kokosmilch

- 1 Tasse Gemüsebrühe

- 2 Tassen Blumenkohlreis

- Salz und Pfeffer nach Geschmack

- Frischer Koriander zum Garnieren

Richtungen:

1. Erhitzen Sie das Kokosöl in einer großen Pfanne bei mittlerer Hitze.

2. Die gehackte Zwiebel, den gehackten Knoblauch und den geriebenen Ingwer in die Pfanne geben. 2-3 Minuten anbraten, bis die Zwiebel durchscheinend ist und die Mischung duftet.

3. Das Currypulver in die Pfanne geben und unter ständigem Rühren eine weitere Minute kochen lassen.

4. Kokosmilch und Gemüsebrühe einrühren. Bringen Sie die Mischung zum Kochen.

5. Geben Sie die Garnelen in die Pfanne und kochen Sie sie 4–5 Minuten lang oder bis sie rosa und durchgegart sind.

6. Während die Garnelen kochen, erhitzen Sie etwas Öl in einer separaten Pfanne bei mittlerer Hitze. Den Blumenkohlreis dazugeben und 3-4 Minuten kochen, bis er weich ist.

7. Die Curry-Garnelen mit Salz und Pfeffer abschmecken.

8. Die Kokos-Curry-Garnelen über dem Blumenkohlreis servieren.

9. Vor dem Servieren mit frischem Koriander garnieren.

Nährwert (pro Portion):

- Kalorien: 250

Kapitel 5:

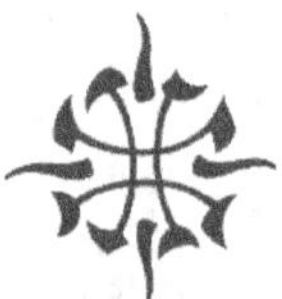

Gerösteter Rosenkohl mit Balsamico-Glasur:

- Zubereitungszeit: 10 Minuten

- Kochzeit: 25 Minuten

- Portionen: 4

Zutaten:

- 1 Pfund Rosenkohl, geputzt und halbiert

- 2 Esslöffel Olivenöl

- Salz und Pfeffer nach Geschmack

- 2 Esslöffel Balsamico-Essig

- 1 Esslöffel Honig (optional)

Richtungen:

1. Heizen Sie den Ofen auf 200 °C (400 °F) vor und legen Sie ein Backblech mit Backpapier aus.

2. In einer Schüssel den Rosenkohl mit Olivenöl, Salz und Pfeffer vermischen, bis er gleichmäßig bedeckt ist.

3. Den Rosenkohl in einer Schicht auf dem vorbereiteten Backblech verteilen.

4. Im vorgeheizten Ofen 20–25 Minuten rösten oder bis der Rosenkohl zart und gebräunt ist, dabei nach der Hälfte der Zeit einmal wenden.

5. In einem kleinen Topf Balsamico-Essig und Honig (falls verwendet) vermischen. Bei mittlerer Hitze köcheln lassen und 2-3 Minuten kochen lassen, bis die Mischung leicht eindickt.

6. Die Balsamico-Glasur über den gerösteten Rosenkohl träufeln und vermengen.

7. Als Beilage den gerösteten Rosenkohl mit Balsamico-Glasur servieren.

Nährwert (pro Portion):

- Kalorien: 120

- Protein: 4g

Fett: 7g

- Kohlenhydrate: 14g

- Faser: 4g

Süßkartoffelpommes:

- Zubereitungszeit: 10 Minuten

- Kochzeit: 25 Minuten

- Portionen: 4

Zutaten:

- 2 große Süßkartoffeln, in Pommes geschnitten

- 2 Esslöffel Olivenöl

- 1 Teelöffel Paprika

- 1/2 Teelöffel Knoblauchpulver

- 1/2 Teelöffel Salz

- 1/4 Teelöffel schwarzer Pfeffer

Richtungen:

1. Heizen Sie den Ofen auf 220 °C (425 °F) vor und legen Sie ein Backblech mit Backpapier aus.

2. In einer großen Schüssel die Süßkartoffel-Pommes mit Olivenöl, Paprika, Knoblauchpulver, Salz und schwarzem Pfeffer vermengen, bis sie gut bedeckt sind.

3. Ordnen Sie die Pommes in einer Schicht auf dem vorbereiteten Backblech an.

4. Im vorgeheizten Ofen 20–25 Minuten backen, dabei nach der Hälfte der Zeit einmal wenden, bis die Pommes knusprig und goldbraun sind.

5. Aus dem Ofen nehmen und vor dem Servieren einige Minuten abkühlen lassen.

Nährwerte (pro Portion):

- Kalorien: 180

- Protein: 2g

Fett: 7g

- Kohlenhydrate: 30g

- Ballaststoffe: 5 g

Quinoa und Gemüsepilaw:

- Zubereitungszeit: 10 Minuten

- Kochzeit: 20 Minuten

- Portionen: 4

Zutaten:

- 1 Tasse Quinoa

- 2 Tassen Gemüsebrühe oder Wasser

- 1 Esslöffel Olivenöl

- 1 kleine Zwiebel, gehackt

- 2 Knoblauchzehen, gehackt

- 1 Tasse geschnittene Champignons

- 1 Tasse gewürfelte Zucchini

- 1 Tasse gewürfelte Paprika (beliebige Farbe)

- 1 Tasse gefrorene Erbsen

- Salz und Pfeffer nach Geschmack

- Optionale Toppings: gehackte frische Petersilie, Zitronenspalten

Richtungen:

1. Spülen Sie die Quinoa unter kaltem Wasser ab.

2. In einem Topf die Gemüsebrühe oder das Wasser zum Kochen bringen. Den abgespülten Quinoa dazugeben und die Hitze auf niedrige Stufe reduzieren. Abdecken und etwa 15 Minuten köcheln lassen, bis die Quinoa gar ist und die Flüssigkeit aufgesogen ist. Mit einer Gabel auflockern.

3. In einer großen Pfanne das Olivenöl bei mittlerer Hitze erhitzen. Die gehackte Zwiebel und den gehackten Knoblauch dazugeben und 2–3 Minuten anbraten, bis die Zwiebel glasig ist.

4. Die geschnittenen Champignons, die gewürfelten Zucchini, die gewürfelten Paprikaschoten und die gefrorenen Erbsen in die Pfanne geben. Unter gelegentlichem Rühren 5–6 Minuten kochen, bis das Gemüse weich ist.

5. Den gekochten Quinoa unterrühren und mit Salz und Pfeffer abschmecken.

6. Weitere 2-3 Minuten kochen lassen, um alles durchzuwärmen.

7. Vom Herd nehmen und nach Belieben mit gehackter frischer Petersilie und Zitronenspalten garnieren.

8. Servieren Sie den Quinoa-Gemüse-Pilaw als Beilage oder als leichtes Hauptgericht.

Nährwerte (pro Portion):

- Kalorien: 240

- Protein: 8g

- Fett: 5g

- Kohlenhydrate: 43g

- Faser: 8g

Zucchini-Krapfen mit Joghurtsauce:

- Zubereitungszeit: 15 Minuten

- Kochzeit: 20 Minuten

- Portionen: 4

Zutaten:

- 2 große Zucchini, gerieben

- 1 Teelöffel Salz

- 1/4 Tasse Allzweckmehl

- 1/4 Tasse geriebener Parmesankäse

- 1/4 Tasse gehackte frische Petersilie

- 2 Knoblauchzehen, gehackt

- 1/4 Teelöffel schwarzer Pfeffer

- 2 Eier, geschlagen

- 2 Esslöffel Olivenöl

Joghurtsauce:

- 1/2 Tasse griechischer Joghurt

- 1 Esslöffel Zitronensaft

- 1 Esslöffel gehackter frischer Dill

- Salz und Pfeffer nach Geschmack

Richtungen:

1. Die geriebenen Zucchini in ein Sieb geben und mit Salz bestreuen. Lassen Sie es etwa 10 Minuten ruhen, damit überschüssige Feuchtigkeit abfließen kann. Drücken Sie die Zucchini mit einem Papiertuch aus, um die restliche Feuchtigkeit zu entfernen.

2. In einer großen Schüssel geriebene Zucchini, Mehl, Parmesankäse, gehackte Petersilie, gehackten Knoblauch, schwarzen Pfeffer und geschlagene Eier vermischen. Gut vermischen, bis alle Zutaten gleichmäßig eingearbeitet sind.

3. Olivenöl in einer großen Pfanne bei mittlerer Hitze erhitzen.

4. Geben Sie einen Löffel der Zucchinimischung in die Pfanne und drücken Sie sie mit der Rückseite eines Löffels leicht flach. Auf jeder Seite etwa 3–4 Minuten braten, bis es goldbraun und knusprig ist.

5. Nehmen Sie die Krapfen aus der Pfanne und legen Sie sie auf einen mit Küchenpapier ausgelegten Teller, um überschüssiges Öl aufzusaugen.

6. Für die Joghurtsauce griechischen Joghurt, Zitronensaft, gehackten Dill, Salz und Pfeffer in einer kleinen Schüssel vermischen.

7. Die Zucchini-Küchlein warm mit der Joghurtsauce als Beilage servieren.

Nährwerte (pro Portion, inklusive Joghurtsauce):

- Kalorien: 210

- Protein: 9g

- Fett: 11g

- Kohlenhydrate: 19g

- Faser: 3g

Blumenkohlpüree „Kartoffeln“:

- Zubereitungszeit: 10 Minuten

- Kochzeit: 20 Minuten

- Portionen: 4

Zutaten:

- 1 großer Blumenkohlkopf, in Röschen geschnitten

- 2 Knoblauchzehen

- 2 Esslöffel Butter oder Olivenöl

- 1/4 Tasse Milch oder Gemüsebrühe

- Salz und Pfeffer nach Geschmack

- Optionale Beläge: gehackter frischer Schnittlauch, geriebener Parmesan

Richtungen:

1. Legen Sie die Blumenkohlröschen und Knoblauchzehen in einen Dampfgareinsatz über einem Topf mit kochendem Wasser. Etwa 10–12 Minuten dämpfen, oder bis der Blumenkohl weich ist, wenn man ihn mit einer Gabel einsticht.

2. Den Blumenkohl abtropfen lassen und in eine Küchenmaschine oder einen Mixer geben. Butter oder Olivenöl, Milch oder Gemüsebrühe, Salz und Pfeffer hinzufügen.

3. Pürieren Sie alles, bis es glatt und cremig ist, und kratzen Sie die Seiten nach Bedarf ab. Wenn die Mischung zu dick ist, fügen Sie nach Bedarf mehr Milch oder Brühe hinzu.

4. Abschmecken und bei Bedarf nachwürzen.

5. Geben Sie das Blumenkohl-Kartoffelpüree auf eine Servierplatte und garnieren Sie es mit gehacktem frischem Schnittlauch und geriebenem Parmesankäse, falls gewünscht.

6. Heiß servieren als gesündere Alternative zu herkömmlichem Kartoffelpüree.

Nährwerte (pro Portion):

- Kalorien: 70

- Protein: 3g

- Fett: 4g

- Kohlenhydrate: 7g

- Faser: 3g

Gerösteter Knoblauch-Hummus mit glutenfreien Crackern:

- Zubereitungszeit: 10 Minuten

- Kochzeit: 40 Minuten (einschließlich Knoblauchrösten)

- Portionen: 4

Zutaten:

- 1 Dose (15 Unzen) Kichererbsen, abgetropft und abgespült

- 1/4 Tasse Tahini

- 2 Esslöffel Zitronensaft

- 3 Esslöffel Olivenöl

- 2 geröstete Knoblauchzehen (siehe Anweisungen unten)

- 1/2 Teelöffel Kreuzkümmel

- Salz nach Geschmack

- Wasser (nach Bedarf für die gewünschte Konsistenz)

- Glutenfreie Cracker (im Laden gekauft oder selbstgemacht) zum Servieren

Gerösteter Knoblauch:

- 1 Kopf Knoblauch

- 1 Teelöffel Olivenöl

- Prise Salz

Richtungen:

1. Heizen Sie den Ofen auf 200 °C (400 °F) vor.

2. Schneiden Sie die Oberseite der Knoblauchzehe ab, um die Zehen freizulegen. Den Knoblauch auf ein Blatt Alufolie legen und mit Olivenöl beträufeln. Mit einer Prise Salz bestreuen.

3. Wickeln Sie den Knoblauch fest in die Folie und legen Sie ihn auf ein Backblech. Im vorgeheizten Ofen etwa 30–35 Minuten rösten, bis die Knoblauchzehen weich und goldbraun sind. Aus dem Ofen nehmen und abkühlen lassen.

4. In einer Küchenmaschine die abgetropften Kichererbsen, Tahini, Zitronensaft, Olivenöl, geröstete Knoblauchzehen, Kreuzkümmel und Salz vermischen. Zu einer glatten Masse verarbeiten.

5. Wenn der Hummus zu dick ist, fügen Sie einen Esslöffel Wasser hinzu, bis die gewünschte Konsistenz erreicht ist.

6. Geben Sie den gerösteten Knoblauch-Hummus in eine Servierschüssel. Mit glutenfreien Crackern servieren.

Nährwert (pro Portion, ohne Cracker):

- Kalorien: 220

- Protein: 7g

- Fett: 15g

- Kohlenhydrate: 18g

- Ballaststoffe: 5 g

Sautierte grüne Bohnen mit Mandeln:

- Zubereitungszeit: 10 Minuten

- Kochzeit: 10 Minuten

- Portionen: 4

Zutaten:

- 1 Pfund grüne Bohnen, geputzt

- 2 Esslöffel Olivenöl

- 2 Knoblauchzehen, gehackt

- 1/4 Tasse gehobelte Mandeln

- Salz und Pfeffer nach Geschmack

- Zitronenspalten zum Servieren (optional)

Richtungen:

1. In einem großen Topf Wasser zum Kochen bringen. Fügen Sie die grünen Bohnen hinzu und kochen Sie sie etwa 3–4 Minuten

lang, bis sie hellgrün und knusprig-zart sind. Abtropfen lassen und beiseite stellen.

2. In einer großen Pfanne das Olivenöl bei mittlerer Hitze erhitzen. Den gehackten Knoblauch und die gehobelten Mandeln hinzufügen. 1-2 Minuten anbraten, bis die Mandeln leicht geröstet sind und der Knoblauch duftet.

3. Geben Sie die gekochten grünen Bohnen in die Pfanne und schwenken Sie sie, um sie mit der Knoblauch-Mandel-Mischung zu überziehen. Weitere 2-3 Minuten anbraten, bis die grünen Bohnen durchgewärmt sind.

4. Mit Salz und Pfeffer abschmecken.

5. Die sautierten grünen Bohnen mit Mandeln in eine Servierschüssel geben. Nach Belieben mit Zitronenspalten servieren.

Nährwerte (pro Portion):

- Kalorien: 120

- Protein: 3g

- Fett: 9g

- Kohlenhydrate: 9g

- Faser: 4g

Tomaten-Mozzarella-Spieße:

- Zubereitungszeit: 10 Minuten

- Portionen: 4

Zutaten:

- 1 Pint Kirschtomaten

- 8 Unzen frische Mozzarella-Kugeln (Ciliegine)

- Frische Basilikumblätter

- Balsamico-Glasur (im Laden gekauft oder selbstgemacht)

Richtungen:

1. Kirschtomaten abspülen und trocken tupfen. Beiseite legen.

2. Die Mozzarella-Kugeln abtropfen lassen.

3. Setzen Sie die Spieße zusammen, indem Sie eine Kirschtomate, dann ein frisches Basilikumblatt und dann eine Mozzarellakugel auf einen Zahnstocher oder einen kleinen Spieß stecken.

4. Wiederholen Sie den Vorgang, bis alle Zutaten verbraucht sind.

5. Die Tomaten- und Mozzarella-Spieße auf einer Servierplatte anrichten.

6. Die Spieße kurz vor dem Servieren mit Balsamico-Glasur beträufeln.

7. Servieren Sie die Tomaten-Mozzarella-Spieße als Vorspeise oder leichten Snack.

Nährwerte (pro Portion):

- Kalorien: 180

- Protein: 12g

- Fett: 12g

- Kohlenhydrate: 6g

- Ballaststoffe: 1g

Mit Quinoa gefüllte Pilze:

- Zubereitungszeit: 15 Minuten

- Kochzeit: 30 Minuten

- Portionen: 4

Zutaten:

- 8 große Pilze, Stiele entfernt und Kappen beiseite gelegt

- 1 Tasse gekochte Quinoa

- 1/2 Tasse gehackte Zwiebel

- 1/2 Tasse gehackte Paprika (beliebige Farbe)

- 1/2 Tasse gehackte Zucchini

- 1/4 Tasse geriebener Parmesankäse

- 2 Esslöffel Olivenöl

- 1 Teelöffel getrocknete Kräuter (z. B. Thymian oder Oregano)

- Salz und Pfeffer nach Geschmack

Richtungen:

1. Heizen Sie den Backofen auf 375 °F (190 °C) vor.

2. Die Pilzköpfe auf ein Backblech legen und beiseite stellen.

3. Die Pilzstiele fein hacken und beiseite stellen.

4. In einer großen Pfanne das Olivenöl bei mittlerer Hitze erhitzen. Gehackte Zwiebeln, Paprika, Zucchini und Pilzstiele hinzufügen. 5–7 Minuten anbraten, bis das Gemüse weich ist.

5. Gekochtes Quinoa, getrocknete Kräuter, geriebenen Parmesan, Salz und Pfeffer in die Pfanne geben. Gut umrühren, um alle Zutaten zu vermischen.

6. Geben Sie die Quinoa-Mischung in jeden Pilzkopf und füllen Sie ihn großzügig.

7. Im vorgeheizten Ofen 20–25 Minuten backen, bis die Pilze weich und die Füllung goldbraun sind.

8. Aus dem Ofen nehmen und vor dem Servieren etwas abkühlen lassen.

9. Servieren Sie die mit Quinoa gefüllten Pilze als köstliche Vorspeise oder als vegetarisches Hauptgericht.

Nährwert (pro Portion):

- Kalorien: 170

- Protein: 7g

- Fett: 8g

- Kohlenhydrate: 19g

- Faser: 4g

Gebackene Grünkohlchips:

- Zubereitungszeit: 10 Minuten

- Kochzeit: 15 Minuten

- Portionen: 4

Zutaten:

- 1 Bund Grünkohl

- 1 Esslöffel Olivenöl

- 1/2 Teelöffel Salz

- 1/2 Teelöffel Knoblauchpulver

- 1/4 Teelöffel Paprika (optional)

Richtungen:

1. Heizen Sie den Ofen auf 175 °C (350 °F) vor.

2. Waschen Sie die Grünkohlblätter und trocknen Sie sie gründlich ab. Entfernen Sie die harten Stiele und reißen Sie die Blätter in mundgerechte Stücke.

3. Die Grünkohlstücke in eine große Schüssel geben und mit Olivenöl beträufeln. Mischen, um die Blätter gleichmäßig zu bedecken.

4. In einer kleinen Schüssel Salz, Knoblauchpulver und Paprika (falls verwendet) vermischen. Streuen Sie die Gewürzmischung über die Grünkohlblätter.

5. Ordnen Sie die Grünkohlblätter in einer Schicht auf einem Backblech an.

6. Im vorgeheizten Backofen 12–15 Minuten backen, bis die Grünkohlblätter knusprig und leicht goldbraun sind.

7. Aus dem Ofen nehmen und die Grünkohlchips vor dem Servieren einige Minuten abkühlen lassen.

8. Servieren Sie die gebackenen Grünkohlchips als gesunden und knusprigen Snack.

Nährwerte (pro Portion):

- Kalorien: 60

- Protein: 2g

- Fett: 3g

- Kohlenhydrate: 7g

- Ballaststoffe: 2g

Mediterranes Röstgemüse:

- Zubereitungszeit: 15 Minuten

- Kochzeit: 25-30 Minuten

- Portionen: 4

Zutaten:

- 1 Aubergine, in Würfel geschnitten

- 1 Zucchini, in Scheiben geschnitten

- 1 rote Paprika, entkernt und in Streifen geschnitten

- 1 gelbe Paprika, entkernt und in Streifen geschnitten

- 1 rote Zwiebel, in Spalten geschnitten

- 10 Kirschtomaten

- 3 Esslöffel Olivenöl

- 2 Knoblauchzehen, gehackt

- 1 Teelöffel getrockneter Oregano

- 1 Teelöffel getrockneter Thymian

- Salz und Pfeffer nach Geschmack

- Frische Petersilie zum Garnieren

Richtungen:

1. Heizen Sie den Ofen auf 220 °C (425 °F) vor.

2. In einer großen Schüssel die Auberginenwürfel, Zucchinischeiben, Paprikastreifen, Zwiebelspalten und Kirschtomaten vermengen.

3. In einer kleinen Schüssel Olivenöl, gehackten Knoblauch, getrockneten Oregano, getrockneten Thymian, Salz und Pfeffer verrühren.

4. Die Olivenölmischung über das Gemüse gießen und vermengen, um es gleichmäßig zu bedecken.

5. Das Gemüse in einer Schicht auf einem Backblech verteilen.

6. Im vorgeheizten Ofen 25–30 Minuten rösten oder bis das Gemüse zart und leicht karamellisiert ist, dabei nach der Hälfte der Zeit einmal umrühren.

7. Aus dem Ofen nehmen und mit frischer Petersilie garnieren.

8. Servieren Sie das mediterrane Röstgemüse als Beilage oder als Hauptgericht mit knusprigem Brot oder Getreide.

Nährwerte (pro Portion):

- Kalorien: 140

- Protein: 3g

- Fett: 10g

- Kohlenhydrate: 14g

- Faser: 6g

Gewürzte Kichererbsen-Snackmischung:

- Zubereitungszeit: 5 Minuten

- Kochzeit: 25-30 Minuten

- Portionen: 4

Zutaten:

- 1 Dose (15 Unzen) Kichererbsen, abgetropft und abgespült

- 1 Esslöffel Olivenöl

- 1 Teelöffel gemahlener Kreuzkümmel

- 1/2 Teelöffel geräuchertes Paprikapulver

- 1/2 Teelöffel Knoblauchpulver

- 1/4 Teelöffel Cayennepfeffer (nach Geschmack anpassen)

- Salz nach Geschmack

Richtungen:

1. Heizen Sie den Ofen auf 200 °C (400 °F) vor.

2. Tupfen Sie die Kichererbsen mit einem sauberen Küchentuch oder Papiertüchern trocken.

3. In einer Schüssel die Kichererbsen mit Olivenöl, gemahlenem Kreuzkümmel, geräuchertem Paprika, Knoblauchpulver, Cayennepfeffer und Salz vermischen, bis sie gut bedeckt sind.

4. Die gewürzten Kichererbsen in einer Schicht auf einem Backblech verteilen.

5. Im vorgeheizten Ofen 25–30 Minuten rösten, bis die Kichererbsen knusprig und goldbraun sind. Dabei die Pfanne gelegentlich schütteln, um ein gleichmäßiges Garen zu gewährleisten.

6. Aus dem Ofen nehmen und die Kichererbsen vor dem Servieren abkühlen lassen.

7. Servieren Sie die gewürzte Kichererbsen-Snackmischung als knusprigen und aromatischen Snack.

Nährwerte (pro Portion):

- Kalorien: 160

- Protein: 6g

- Fett: 6g

- Kohlenhydrate: 21g

- Ballaststoffe: 5 g

Gebratener Spargel mit Zitronenschale:

- Zubereitungszeit: 5 Minuten

- Kochzeit: 10-15 Minuten

- Portionen: 4

Zutaten:

- 1 Bund Spargel, harte Enden abgeschnitten

- 1 Esslöffel Olivenöl

- Schale von 1 Zitrone

- Salz und Pfeffer nach Geschmack

- Zitronenspalten zum Servieren (optional)

Richtungen:

1. Heizen Sie den Ofen auf 220 °C (425 °F) vor.

2. Spülen Sie die Spargelstangen ab und tupfen Sie sie trocken. Legen Sie sie auf ein Backblech.

3. Den Spargel mit Olivenöl beträufeln und mit Zitronenschale, Salz und Pfeffer bestreuen.

4. Den Spargel gleichmäßig mit den Gewürzen bedecken.

5. Die Spargelstangen in einer Schicht auf dem Backblech anordnen.

6. Im vorgeheizten Ofen 10–15 Minuten rösten, bis der Spargel zart und leicht verkohlt ist.

7. Aus dem Ofen nehmen und bei Bedarf etwas frischen Zitronensaft über den gerösteten Spargel pressen.

8. Den gerösteten Spargel mit Zitronenschale als Beilage oder leichte Vorspeise servieren.

Nährwert (pro Portion):

- Kalorien: 35

- Protein: 2g

- Fett: 2g

- Kohlenhydrate: 4g

- Ballaststoffe: 2g

Caprese-Spieße mit Balsamico-Reduktion:

- Zubereitungszeit: 10 Minuten

- Portionen: 4

Zutaten:

- 1 Pint Kirschtomaten

- 8 Unzen frische Mozzarella-Kugeln (Ciliegine)

- Frische Basilikumblätter

- Balsamico-Reduktion:

 - 1/2 Tasse Balsamico-Essig

 Fortsetzung:

Richtungen:

1. Stecken Sie eine Kirschtomate auf einen Spieß, gefolgt von einem frischen Basilikumblatt und einer Mozzarellakugel.

2. Wiederholen Sie den Vorgang, bis Sie alle Spieße zusammengesetzt haben.

3. Legen Sie die Spieße auf eine Servierplatte.

4. In einem kleinen Topf den Balsamico-Essig bei mittlerer Hitze erhitzen.

5. Bringen Sie den Essig zum Kochen und lassen Sie ihn etwa 5–7 Minuten lang kochen, bis er auf die Hälfte reduziert ist und eine sirupartige Konsistenz hat.

6. Die Balsamico-Reduktion vom Herd nehmen und etwas abkühlen lassen.

7. Die Balsamico-Reduktion über die Caprese-Spieße träufeln.

8. Servieren Sie die Caprese-Spieße mit Balsamico-Reduktion als leckere Vorspeise oder leichten Snack.

Nährwerte (pro Portion):

- Kalorien: 160

- Protein: 9g

- Fett: 9g

- Kohlenhydrate: 10g

- Ballaststoffe: 1g

Gebackene Parmesan-Zucchini-Chips:

- Zubereitungszeit: 10 Minuten

- Kochzeit: 20-25 Minuten

- Portionen: 4

Zutaten:

- 2 mittelgroße Zucchini

- 1/2 Tasse geriebener Parmesankäse

- 1/2 Tasse Semmelbrösel

- 1 Teelöffel Knoblauchpulver

- 1/2 Teelöffel getrockneter Oregano

- 1/4 Teelöffel Salz

- 1/4 Teelöffel schwarzer Pfeffer

- 2 große Eier, geschlagen

Richtungen:

1. Heizen Sie den Ofen auf 220 °C (425 °F) vor.

2. Schneiden Sie die Zucchini in dünne, etwa 0,6 cm dicke Scheiben.

3. In einer flachen Schüssel den geriebenen Parmesankäse, Semmelbrösel, Knoblauchpulver, getrockneten Oregano, Salz und schwarzen Pfeffer vermischen.

4. Tauchen Sie jede Zucchinirunde in die geschlagenen Eier, lassen Sie den Überschuss abtropfen, bestreichen Sie sie dann mit der Parmesanmischung und drücken Sie sie leicht an, damit sie festkleben.

5. Die panierten Zucchinischeiben auf ein mit Backpapier ausgelegtes Backblech legen.

6. Im vorgeheizten Ofen 20–25 Minuten backen oder bis die Zucchinichips goldbraun und knusprig sind.

7. Aus dem Ofen nehmen und vor dem Servieren etwas abkühlen lassen.

8. Servieren Sie die gebackenen Parmesan-Zucchini-Chips als gesündere Alternative zu herkömmlichen Kartoffelchips.

Nährwerte (pro Portion):

- Kalorien: 120

- Protein: 10g

- Fett: 5g

- Kohlenhydrate: 9g

- Ballaststoffe: 2g

Quinoa- und Maiskrapfen:

- Zubereitungszeit: 15 Minuten

- Kochzeit: 20 Minuten

- Portionen: 4

Zutaten:

- 1 Tasse gekochte Quinoa

- 1 Tasse Maiskörner (frisch oder gefroren)

- 1/4 Tasse gehackte Frühlingszwiebeln

- 1/4 Tasse gehackter frischer Koriander

- 1/2 Tasse geriebener Cheddar-Käse

- 1/4 Tasse Allzweckmehl

- 2 Eier, leicht geschlagen

- 1/2 Teelöffel Kreuzkümmel

- 1/2 Teelöffel Paprika

- 1/4 Teelöffel Salz

- 1/4 Teelöffel schwarzer Pfeffer

- 2 Esslöffel Olivenöl (zum Braten)

Richtungen:

1. In einer großen Schüssel gekochtes Quinoa, Maiskörner, Frühlingszwiebeln, Koriander, geriebenen Cheddar-Käse, Allzweckmehl, geschlagene Eier, Kreuzkümmel, Paprika, Salz und schwarzen Pfeffer vermischen. Gut vermischen, bis alle Zutaten gleichmäßig eingearbeitet sind.

2. Olivenöl in einer Pfanne bei mittlerer Hitze erhitzen.

3. Nehmen Sie etwa 2 Esslöffel der Quinoa-Mais-Mischung und formen Sie daraus einen kleinen Bratling. Wiederholen Sie den Vorgang mit der restlichen Mischung.

4. Legen Sie die Krapfen in die Pfanne und kochen Sie sie etwa 3–4 Minuten pro Seite, oder bis sie goldbraun und knusprig sind.

5. Nehmen Sie die Krapfen aus der Pfanne und legen Sie sie auf einen mit Küchenpapier ausgelegten Teller, um überschüssiges Öl aufzusaugen.

6. Servieren Sie die Quinoa- und Maiskrapfen als köstliche Vorspeise oder als leichtes Hauptgericht. Sie können pur genossen oder mit einer Dip-Sauce Ihrer Wahl serviert werden.

Nährwerte (pro Portion):

- Kalorien: 280

- Protein: 11g

- Fett: 13g

- Kohlenhydrate: 30g

- Faser: 4g

Gurken-Tomaten-Salat:

- Zubereitungszeit: 10 Minuten

- Portionen: 4

Zutaten:

- 2 Gurken, gewürfelt

- 2 Tomaten, gewürfelt

- 1/4 rote Zwiebel, in dünne Scheiben geschnitten

- 2 Esslöffel gehackte frische Petersilie

- 2 Esslöffel Olivenöl

- 1 Esslöffel Zitronensaft

- Salz und Pfeffer nach Geschmack

Richtungen:

1. In einer Schüssel die gewürfelten Gurken, Tomaten, dünn geschnittene rote Zwiebeln und gehackte frische Petersilie vermischen.

2. In einer separaten kleinen Schüssel Olivenöl, Zitronensaft, Salz und Pfeffer verrühren, um das Dressing herzustellen.

3. Das Dressing über die Gurken-Tomaten-Mischung gießen.

4. Vorsichtig umrühren, um alle Zutaten mit dem Dressing zu bedecken.

5. Lassen Sie den Salat einige Minuten ruhen, damit sich die Aromen vermischen.

6. Servieren Sie den Gurken-Tomaten-Salat als erfrischende Beilage oder als leichte Mittagsoption.

Nährwerte (pro Portion):

- Kalorien: 80

- Protein: 1g

Fett: 7g

- Kohlenhydrate: 5g

- Ballaststoffe: 1g

Gebackener Büffelblumenkohl:

- Zubereitungszeit: 10 Minuten

- Kochzeit: 25-30 Minuten

- Portionen: 4

Zutaten:

- 1 Kopf Blumenkohl, in Röschen geschnitten

- 1/2 Tasse Allzweckmehl

- 1/2 Tasse Milch (oder Pflanzenmilch für eine vegane Variante)

- 1/4 Teelöffel Knoblauchpulver

- 1/4 Teelöffel Zwiebelpulver

- 1/4 Teelöffel Paprika

- 1/4 Teelöffel Salz

- 1/4 Teelöffel schwarzer Pfeffer

- 1/2 Tasse Büffelsauce

- 2 Esslöffel geschmolzene Butter (oder geschmolzene vegane Butter für eine vegane Variante)

Richtungen:

1. Heizen Sie den Ofen auf 230 °C (450 °F) vor und legen Sie ein Backblech mit Backpapier aus.

2. In einer großen Schüssel Allzweckmehl, Milch, Knoblauchpulver, Zwiebelpulver, Paprika, Salz und schwarzen Pfeffer zu einem Teig verrühren.

3. Tauchen Sie jedes Blumenkohlröschen in den Teig, lassen Sie den Überschuss abtropfen und legen Sie es auf das vorbereitete Backblech.

4. Wiederholen Sie den Vorgang, bis alle Blumenkohlröschen bedeckt sind.

5. Im vorgeheizten Ofen 25–30 Minuten backen oder bis der Blumenkohl zart und der Teig knusprig und goldbraun ist.

6. In einer separaten Schüssel die Büffelsauce und die geschmolzene Butter vermischen.

7. Den gebackenen Blumenkohl aus dem Ofen nehmen und die Büffelsaucenmischung über die Röschen träufeln. Vorsichtig umrühren, um sie gleichmäßig zu bedecken.

8. Den Blumenkohl wieder in den Ofen geben und weitere 5 Minuten backen.

9. Servieren Sie den gebackenen Büffelblumenkohl als würzige und aromatische Vorspeise oder leckere Beilage. Sie können mit Ranch- oder Blauschimmelkäse-Dressing und Selleriestangen genossen werden.

Nährwerte (pro Portion):

- Kalorien: 150

- Protein: 5g

- Fett: 6g

- Kohlenhydrate: 20Es tut mir leid, aber ich habe einen Fehler gemacht, als ich die Nährwertangaben für den gebackenen

Büffelblumenkohl angegeben habe. Hier sind die korrigierten Nährwertangaben:

Nährwerte (pro Portion):

- Kalorien: 150

- Protein: 5g

- Fett: 6g

- Kohlenhydrate: 20g

- Faser: 3g

Kapitel 6:

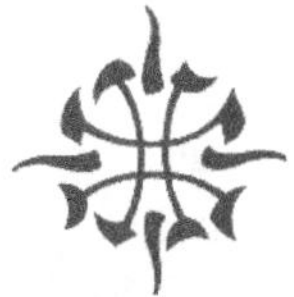

UNWIDERSTEHLICHE DESSERTS

Mehlloser Schokoladenkuchen:

- Zubereitungszeit: 20 Minuten

- Kochzeit: 30 Minuten

- Portionen: 8

Zutaten:

- 8 Unzen dunkle Schokolade (70 % Kakaoanteil), gehackt

- 1/2 Tasse ungesalzene Butter, in Würfel geschnitten

- 3/4 Tasse Kristallzucker

- 1/4 Teelöffel Salz

- 4 große Eier

- 1 Teelöffel Vanilleextrakt

- Puderzucker zum Bestäuben (optional)

- Frische Beeren zum Garnieren (optional)

- Schlagsahne zum Servieren (optional)

Richtungen:

1. Heizen Sie Ihren Backofen auf 350 °F (175 °C) vor. Eine runde 20 cm große Kuchenform einfetten und den Boden mit Backpapier auslegen.

2. In einer hitzebeständigen Schüssel die gehackte dunkle Schokolade und die ungesalzene Butter vermischen. Stellen Sie die Schüssel über einen Topf mit kochendem Wasser und achten Sie darauf, dass der Boden der Schüssel das Wasser nicht berührt. Gelegentlich umrühren, bis Schokolade und Butter geschmolzen und glatt sind.

3. Nehmen Sie die Schüssel vom Herd und lassen Sie die Schokoladenmischung einige Minuten abkühlen.

4. In einer separaten großen Schüssel Kristallzucker, Salz, Eier und Vanilleextrakt verrühren, bis alles gut vermischt ist.

5. Gießen Sie die geschmolzene Schokoladenmischung in die Eimischung und verrühren Sie alles, bis eine glatte Masse entsteht und alles gut vermischt ist.

6. Den Teig in die vorbereitete Kuchenform füllen und mit einem Spatel glatt streichen.

7. Im vorgeheizten Ofen 30 Minuten lang backen oder bis der Kuchen fest ist und ein in die Mitte gesteckter Zahnstocher mit ein paar feuchten Krümeln herauskommt.

8. Den Kuchen aus dem Ofen nehmen und etwa 10 Minuten in der Form abkühlen lassen. Übertragen Sie es dann auf einen Rost, um es vollständig abzukühlen.

9. Sobald der Kuchen abgekühlt ist, können Sie ihn nach Belieben mit Puderzucker bestäuben. Sie können es auch mit frischen Beeren garnieren und mit Schlagsahne servieren.

10. Schneiden Sie den mehlfreien Schokoladenkuchen in Scheiben und genießen Sie seinen reichen und dekadenten Geschmack.

Mandelbutterkekse:

- Zubereitungszeit: 15 Minuten

- Kochzeit: 12-15 Minuten

- Portionen: 24 Kekse

Zutaten:

- 1 Tasse Mandelbutter (ungesüßt und cremig)

- 1/2 Tasse Kristallzucker

- 1/2 Tasse brauner Zucker

- 1 großes Ei

- 1 Teelöffel Vanilleextrakt

- 1/2 Teelöffel Backpulver

- 1/4 Teelöffel Salz

Richtungen:

1. Heizen Sie Ihren Backofen auf 350 °F (175 °C) vor. Ein Backblech mit Backpapier auslegen.

2. In einer Rührschüssel Mandelbutter, Kristallzucker, braunen Zucker, Ei, Vanilleextrakt, Backpulver und Salz vermischen. Gut vermischen, bis alle Zutaten gut vermischt sind.

3. Nehmen Sie esslöffelgroße Portionen Keksteig und rollen Sie diese zu Kugeln. Legen Sie die Teigkugeln mit einem Abstand von etwa 5 cm auf das vorbereitete Backblech.

4. Drücken Sie jede Teigkugel vorsichtig mit einer Gabel nach unten, sodass auf der Oberseite ein Kreuzmuster entsteht.

5. Im vorgeheizten Ofen 12–15 Minuten backen oder bis die Ränder leicht golden sind.

6. Nehmen Sie die Kekse aus dem Ofen und lassen Sie sie einige Minuten auf dem Backblech abkühlen. Legen Sie sie dann zum vollständigen Abkühlen auf einen Rost.

7. Sobald die Mandelbutterkekse abgekühlt sind, können sie genossen werden. Sie haben einen köstlichen nussigen Geschmack und eine weiche, zähe Textur.

Beeren-Streusel-Riegel:

- Zubereitungszeit: 20 Minuten

- Kochzeit: 35-40 Minuten

- Portionen: 12 Riegel

Zutaten:

- Für den Krusten- und Streuselbelag:

 - 1 1/2 Tassen Allzweckmehl

- 1/2 Tasse Kristallzucker

- 1/2 Teelöffel Backpulver

- 1/4 Teelöffel Salz

- 1/2 Tasse ungesalzene Butter, kalt und in kleine Würfel schneiden

- 1 großes Ei

- Für die Beerenfüllung:

- 2 Tassen gemischte Beeren (z. B. Erdbeeren, Blaubeeren, Himbeeren)

- 1/4 Tasse Kristallzucker

- 2 Esslöffel Maisstärke

- 1 Esslöffel Zitronensaft

Richtungen:

1. Heizen Sie Ihren Backofen auf 375 °F (190 °C) vor. Fetten Sie eine 23 x 23 cm große Backform ein oder legen Sie sie mit Backpapier aus. Lassen Sie dabei etwas Überstand, damit Sie ihn leichter herausnehmen können.

2. In einer großen Schüssel Mehl, Kristallzucker, Backpulver und Salz verrühren.

3. Die kalte, gewürfelte Butter zur Mehlmischung geben. Schneiden Sie die Butter mit einem Ausstecher oder Ihren Fingerspitzen in das Mehl, bis die Mischung groben Krümeln ähnelt.

4. Das Ei zur Mischung hinzufügen und verrühren, bis ein Teig entsteht.

5. Drücken Sie zwei Drittel des Teigs auf den Boden der vorbereiteten Backform, sodass eine gleichmäßige Schicht entsteht.

6. In einer anderen Schüssel die gemischten Beeren, Kristallzucker, Maisstärke und Zitronensaft vermischen. Vorsichtig rühren, bis die Beeren bedeckt sind.

7. Verteilen Sie die Beerenmischung gleichmäßig auf dem Boden in der Backform.

8. Streuen Sie den restlichen Teig über die Beerenfüllung und bedecken Sie diese so weit wie möglich.

9. Im vorgeheizten Ofen 35–40 Minuten backen oder bis die Kruste und die Streusel goldbraun sind.

10. Nehmen Sie die Pfanne aus dem Ofen und lassen Sie sie vollständig abkühlen, bevor Sie sie in Riegel schneiden.

11. Sobald die Riegel abgekühlt sind, heben Sie sie mithilfe des Pergamentpapierüberstands vorsichtig aus der Form und schneiden Sie sie dann in Quadrate.

12. Servieren Sie die Beeren-Streuselriegel als köstliche süße Leckerei. Sie eignen sich perfekt zum Naschen oder als Dessert.

Kokosnussmakronen:

- Zubereitungszeit: 15 Minuten

- Kochzeit: 15-20 Minuten

- Portionen: 20 Makronen

Zutaten:

- 3 Tassen gesüßte Kokosraspeln

- 3/4 Tasse gesüßte Kondensmilch

- 2 große Eiweiße

- 1 Teelöffel Vanilleextrakt

- 1/4 Teelöffel Salz

- Optional: 4 Unzen dunkle Schokolade, geschmolzen (zum Beträufeln oder Dippen)

Richtungen:

1. Heizen Sie Ihren Backofen auf 325 °F (160 °C) vor. Ein Backblech mit Backpapier auslegen.

2. In einer Rührschüssel die gesüßten Kokosraspeln, die gesüßte Kondensmilch, das Eiweiß, den Vanilleextrakt und das Salz vermischen. Gut umrühren, bis alle Zutaten gut vermischt sind.

3. Geben Sie mit einem Löffel oder einer Keksschaufel runde Esslöffel der Kokosnussmischung in einem Abstand von etwa 5 cm auf das vorbereitete Backblech.

4. Im vorgeheizten Ofen 15–20 Minuten backen oder bis die Kokosmakronen an den Rändern leicht golden sind und in der Mitte fest werden.

5. Nehmen Sie das Backblech aus dem Ofen und lassen Sie die Makronen einige Minuten auf dem Blech abkühlen. Übertragen Sie sie dann auf einen Rost, um sie vollständig abzukühlen.

6. Optional: Falls gewünscht, die dunkle Schokolade in der Mikrowelle oder im Wasserbad schmelzen. Beträufeln oder tauchen Sie die abgekühlten Makronen in die geschmolzene Schokolade, um ihnen mehr Geschmack und Dekoration zu verleihen.

7. Lassen Sie die Schokolade vollständig fest werden, bevor Sie die Kokosmakronen servieren oder aufbewahren.

8. Genießen Sie diese süßen und zähen Kokosmakronen als köstliche Leckerei für jeden Anlass.

Bananen-Walnuss-Muffins:

- Zubereitungszeit: 15 Minuten

- Kochzeit: 20-25 Minuten

- Portionen: 12 Muffins

Zutaten:

- 1 1/2 Tassen Allzweckmehl

- 1/2 Tasse Kristallzucker

- 1/2 Teelöffel Backpulver

- 1/2 Teelöffel Backpulver

- 1/4 Teelöffel Salz

- 1/2 Teelöffel gemahlener Zimt

- 1/4 Tasse ungesalzene Butter, geschmolzen

- 2 reife Bananen, zerdrückt

- 1/4 Tasse Milch

- 1 großes Ei

- 1 Teelöffel Vanilleextrakt

- 1/2 Tasse gehackte Walnüsse

Richtungen:

1. Heizen Sie Ihren Backofen auf 375 °F (190 °C) vor. Ein Muffinblech mit Papierförmchen auslegen oder die Förmchen einfetten.

2. In einer großen Schüssel Allzweckmehl, Kristallzucker, Natron, Backpulver, Salz und gemahlenen Zimt verrühren.

3. In einer separaten Schüssel die geschmolzene Butter, das Bananenpüree, die Milch, das Ei und den Vanilleextrakt vermischen.

4. Die feuchten Zutaten zu den trockenen Zutaten gießen und verrühren, bis alles gut vermischt ist. Nicht zu viel mischen. Einige Klumpen sind in Ordnung.

5. Die gehackten Walnüsse unterheben.

6. Verteilen Sie den Teig gleichmäßig auf die vorbereiteten Muffinförmchen und füllen Sie sie jeweils zu etwa drei Vierteln.

7. Im vorgeheizten Ofen 20–25 Minuten backen oder bis ein Zahnstocher, der in die Mitte eines Muffins gesteckt wird, sauber herauskommt.

8. Die Muffins aus dem Ofen nehmen und einige Minuten in der Form abkühlen lassen. Übertragen Sie sie dann auf einen Rost, um sie vollständig abzukühlen.

9. Nach dem Abkühlen können diese Bananen-Walnuss-Muffins genossen werden. Sie machen ein köstliches Frühstück oder eine Snack-Option.

Zitronenmohnbrot:

- Zubereitungszeit: 15 Minuten

- Kochzeit: 45-50 Minuten

- Portionen: 8-10 Scheiben

Zutaten:

- 1 und 3/4 Tassen Allzweckmehl

- 1 Teelöffel Backpulver

- 1/4 Teelöffel Backpulver

- 1/4 Teelöffel Salz

- Schale von 2 Zitronen

- 1 Esslöffel Mohn

- 1/2 Tasse ungesalzene Butter, weich

- 1 Tasse Kristallzucker

- 3 große Eier

- 1/2 Tasse Sauerrahm

- 1/4 Tasse frischer Zitronensaft

- 1 Teelöffel Vanilleextrakt

Für die Glasur:

- 1/2 Tasse Puderzucker

- 1 Esslöffel frischer Zitronensaft

Richtungen:

1. Heizen Sie Ihren Backofen auf 350 °F (175 °C) vor. Fetten Sie eine 9 x 5 Zoll große Kastenform ein und legen Sie den Boden mit Backpapier aus.

2. In einer mittelgroßen Schüssel Allzweckmehl, Backpulver, Natron, Salz, Zitronenschale und Mohn verrühren.

3. In einer separaten großen Schüssel die weiche Butter und den Kristallzucker cremig rühren, bis die Masse leicht und locker ist.

4. Schlagen Sie die Eier einzeln unter und stellen Sie sicher, dass jedes Ei vollständig eingearbeitet ist, bevor Sie das nächste hinzufügen.

5. Sauerrahm, frischen Zitronensaft und Vanilleextrakt zur Buttermischung geben. Gut mischen.

6. Geben Sie nach und nach die trockenen Zutaten zu den feuchten Zutaten und verrühren Sie alles, bis alles gut vermischt ist. Achten Sie darauf, nicht zu viel zu mischen.

7. Den Teig in die vorbereitete Kastenform füllen und mit einem Spatel glatt streichen.

8. Im vorgeheizten Ofen 45–50 Minuten backen oder bis ein in die Mitte gesteckter Zahnstocher sauber herauskommt.

9. Während das Brot noch warm ist, bereiten Sie die Glasur vor, indem Sie Puderzucker und frischen Zitronensaft glatt rühren.

10. Sobald der Laib vollständig abgekühlt ist, die Glasur darüber träufeln.

11. Schneiden Sie das Zitronenmohnbrot in Scheiben und servieren Sie es als köstlichen Leckerbissen mit einer Tasse Tee oder Kaffee.

Blaubeer-Haferkekse:

- Zubereitungszeit: 15 Minuten

- Kochzeit: 12-15 Minuten

- Portionen: 24 Kekse

Zutaten:

- 1 Tasse Allzweckmehl

- 1 Tasse altmodische Haferflocken

- 1/2 Teelöffel Backpulver

- 1/4 Teelöffel Salz

- 1/2 Tasse ungesalzene Butter, weich

- 1/2 Tasse Kristallzucker

- 1/2 Tasse brauner Zucker

- 1 großes Ei

- 1 Teelöffel Vanilleextrakt

- 1 Tasse frische oder gefrorene Blaubeeren

Richtungen:

1. Heizen Sie Ihren Backofen auf 350 °F (175 °C) vor. Ein Backblech mit Backpapier auslegen.

2. In einer Rührschüssel Allzweckmehl, Haferflocken, Backpulver und Salz verrühren.

3. In einer separaten großen Schüssel die weiche Butter, den Kristallzucker und den braunen Zucker cremig rühren, bis die Masse hell und locker ist.

4. Ei und Vanilleextrakt unterrühren, bis alles gut vermischt ist.

5. Geben Sie nach und nach die trockenen Zutaten zu den feuchten Zutaten hinzu und verrühren Sie alles, bis alles gut vermischt ist.

6. Die Blaubeeren vorsichtig unterheben und darauf achten, dass die Beeren nicht zu stark vermischt und zerdrückt werden.

7. Geben Sie abgerundete Esslöffel Teig mit einem Abstand von etwa 5 cm auf das vorbereitete Backblech.

8. Im vorgeheizten Ofen 12–15 Minuten backen oder bis die Ränder leicht golden sind.

9. Nehmen Sie die Kekse aus dem Ofen und lassen Sie sie einige Minuten auf dem Backblech abkühlen. Legen Sie sie dann zum vollständigen Abkühlen auf einen Rost.

10. Genießen Sie diese köstlichen Blaubeer-Haferkekse als gesunden Snack oder Nachtisch.

Schokolade-Avocado-Pudding:

- Zubereitungszeit: 10 Minuten

- Abkühlzeit: 1-2 Stunden

- Portionen: 4

Zutaten:

- 2 reife Avocados

- 1/4 Tasse ungesüßtes Kakaopulver

- 1/4 Tasse Honig oder Ahornsirup

- 1/4 Tasse Milch (auf Milch- oder Pflanzenbasis)

- 1 Teelöffel Vanilleextrakt

- Prise Salz

- Optionale Beläge: geschnittene Erdbeeren, gehackte Nüsse, Kokosraspeln

Richtungen:

1. Schneiden Sie die Avocados in zwei Hälften, entfernen Sie den Kern und geben Sie das Fruchtfleisch in einen Mixer oder eine Küchenmaschine.

2. Geben Sie Kakaopulver, Honig oder Ahornsirup, Milch, Vanilleextrakt und Salz in den Mixer oder die Küchenmaschine.

3. Mischen, bis alle Zutaten gut vermischt sind und die Mischung glatt und cremig ist. Möglicherweise müssen Sie die Seiten des Mixers oder der Küchenmaschine ein paar Mal abkratzen.

4. Probieren Sie den Pudding und passen Sie die Süße oder das Kakaopulver nach Ihren Wünschen an.

5. Den Pudding in Schüsseln oder Gläser füllen.

6. Decken Sie die Schüsseln oder Gläser mit Plastikfolie ab und stellen Sie sie 1–2 Stunden lang in den Kühlschrank, damit der Pudding abkühlen und fest werden kann.

7. Sobald der Pudding abgekühlt ist, nehmen Sie ihn aus dem Kühlschrank und rühren Sie ihn um.

8. Servieren Sie den Schokoladen-Avocado-Pudding so wie er ist oder belegen Sie ihn mit geschnittenen Erdbeeren, gehackten Nüssen oder Kokosraspeln für zusätzlichen Geschmack und Textur.

9. Genießen Sie diese gesunde und köstliche Dessertoption!

Apfel-Zimt-Crisp:

- Zubereitungszeit: 15 Minuten

- Kochzeit: 40-45 Minuten

- Portionen: 6-8

Zutaten:

- 4 Tassen geschälte, entkernte und in Scheiben geschnittene Äpfel (ca. 4-5 mittelgroße Äpfel)

- 1 Esslöffel Zitronensaft

- 1/2 Tasse Allzweckmehl

- 1/2 Tasse Haferflocken

- 1/2 Tasse brauner Zucker

- 1 Teelöffel gemahlener Zimt

- 1/4 Teelöffel Salz

- 1/2 Tasse ungesalzene Butter, geschmolzen

Für den Belag:

- Vanilleeis oder Schlagsahne (optional)

Richtungen:

1. Heizen Sie Ihren Backofen auf 375 °F (190 °C) vor. Eine quadratische 9-Zoll-Auflaufform einfetten.

2. In einer großen Schüssel die geschnittenen Äpfel und den Zitronensaft vermischen und vermischen, damit die Äpfel gleichmäßig bedeckt sind.

3. In einer separaten Schüssel Allzweckmehl, Haferflocken, braunen Zucker, gemahlenen Zimt und Salz vermischen.

4. Gießen Sie die geschmolzene Butter über die trockene Mischung und rühren Sie, bis die Zutaten gut vermischt und krümelig sind.

5. Die geschnittenen Äpfel gleichmäßig in der gefetteten Auflaufform verteilen.

6. Streuen Sie die krümelige Topping-Mischung über die Äpfel und bedecken Sie sie vollständig.

7. Im vorgeheizten Ofen 40–45 Minuten backen oder bis der Belag goldbraun und die Äpfel zart sind.

8. Nehmen Sie das Apfel-Zimt-Crisp aus dem Ofen und lassen Sie es einige Minuten abkühlen.

9. Servieren Sie die warmen Chips pur oder nach Wunsch mit einer Kugel Vanilleeis oder einem Klecks Schlagsahne.

10. Genießen Sie den wohltuenden und köstlichen Geschmack dieses Apfel-Zimt-Crisps!

Kürbis-Energiebällchen:

- Zubereitungszeit: 15 Minuten

- Abkühlzeit: 30 Minuten

- Portionen: Ungefähr 20 Energiebällchen

Zutaten:

- 1 Tasse Haferflocken

- 1/2 Tasse Kürbispüree

- 1/4 Tasse Honig oder Ahornsirup

- 1/4 Tasse Mandelbutter oder eine beliebige Nussbutter Ihrer Wahl

- 1/4 Tasse Kokosraspeln

- 1/4 Tasse gehackte Nüsse (z. B. Walnüsse oder Pekannüsse)

- 1/4 Tasse getrocknete Preiselbeeren oder Rosinen

- 1 Teelöffel Kürbiskuchengewürz

- 1/2 Teelöffel Vanilleextrakt

- Prise Salz

Optionale Beschichtungen:

- Kokosraspeln, gehackte Nüsse, Kakaopulver

Richtungen:

1. In einer großen Schüssel Haferflocken, Kürbispüree, Honig oder Ahornsirup, Mandelbutter, Kokosraspeln, gehackte Nüsse, getrocknete Preiselbeeren oder Rosinen, Kürbiskuchengewürz, Vanilleextrakt und Salz vermischen.

2. Alle Zutaten verrühren, bis alles gut vermischt ist.

3. Stellen Sie die Schüssel für 30 Minuten in den Kühlschrank, damit die Masse fester wird.

4. Nehmen Sie die Mischung nach dem Abkühlen aus dem Kühlschrank. Es sollte einfacher zu handhaben und zu Kugeln zu formen sein.

5. Nehmen Sie löffelweise die Mischung und rollen Sie sie zwischen Ihren Handflächen zu kleinen Energiebällchen. Passen Sie die Größe nach Ihren Wünschen an.

6. Rollen Sie die Energiebällchen bei Bedarf in Kokosraspeln, gehackten Nüssen oder Kakaopulver, um unterschiedliche Überzüge und Geschmacksrichtungen zu erhalten.

7. Legen Sie die Energiekugeln auf ein mit Backpapier ausgelegtes Backblech oder einen luftdichten Behälter.

8. Wiederholen Sie den Vorgang, bis die gesamte Mischung verbraucht ist.

9. Wenn Sie fertig sind, stellen Sie die Energy Balls mindestens eine Stunde lang in den Kühlschrank, damit sie fester werden können.

10. Bewahren Sie die Kürbis-Energiebällchen bis zu einer Woche in einem luftdichten Behälter im Kühlschrank auf.

11. Schnappen Sie sich diese nahrhaften und leckeren Kürbis-Energiebällchen als schnellen Snack oder als Energieschub für unterwegs den ganzen Tag über.

Erdbeer-Chia-Samen-Pudding:

- Zubereitungszeit: 10 Minuten

- Kühlzeit: 4 Stunden oder über Nacht

- Portionen: 2

Zutaten:

- 1 Tasse frische oder gefrorene Erdbeeren

- 1 Tasse Milch (auf Milch- oder Pflanzenbasis)

- 3 Esslöffel Chiasamen

- 1-2 Esslöffel Honig oder Ahornsirup (je nach Geschmack anpassen)

- Optionale Beläge: geschnittene Erdbeeren, Kokosraspeln, gehackte Nüsse

Richtungen:

1. In einem Mixer oder einer Küchenmaschine die frischen oder gefrorenen Erdbeeren glatt rühren.

2. In einer Schüssel die gemischten Erdbeeren, Milch, Chiasamen und Honig oder Ahornsirup vermischen. Gut umrühren, um sicherzustellen, dass die Chiasamen gleichmäßig verteilt sind.

3. Lassen Sie die Mischung 5 Minuten ruhen und rühren Sie dann erneut um, um ein Verklumpen der Chiasamen zu verhindern.

4. Decken Sie die Schüssel ab und stellen Sie sie mindestens 4 Stunden oder über Nacht in den Kühlschrank, damit die Chiasamen die Flüssigkeit aufnehmen und den Pudding eindicken können.

5. Nach dem Abkühlen den Pudding gut umrühren. Wenn es zu dick ist, können Sie noch etwas Milch hinzufügen, um die gewünschte Konsistenz zu erreichen.

6. Den Erdbeer-Chia-Samen-Pudding in einzelnen Schüsseln oder Gläsern servieren.

7. Für mehr Konsistenz und Geschmack mit geschnittenen Erdbeeren, Kokosraspeln oder gehackten Nüssen belegen.

8. Genießen Sie diesen gesunden und erfrischenden Pudding als Frühstücks- oder Snack-Option.

Karotten Kuchen Cupcakes:

- Zubereitungszeit: 20 Minuten

- Kochzeit: 20-25 Minuten

- Portionen: 12 Cupcakes

Zutaten:

Für die Cupcakes:

- 1 1/2 Tassen Allzweckmehl

- 1 Teelöffel Backpulver

- 1/2 Teelöffel Backpulver

- 1/2 Teelöffel gemahlener Zimt

- 1/4 Teelöffel gemahlene Muskatnuss

- 1/4 Teelöffel Salz

- 1/2 Tasse ungesalzene Butter, weich

- 1/2 Tasse Kristallzucker

- 1/2 Tasse brauner Zucker

- 2 große Eier

- 1 Teelöffel Vanilleextrakt

- 1 Tasse geriebene Karotten

- 1/2 Tasse zerdrückte Ananas, abgetropft

- 1/2 Tasse Kokosraspeln

- 1/4 Tasse gehackte Walnüsse oder Pekannüsse (optional)

Für das Frischkäse-Frosting:

- 8 Unzen Frischkäse, weich

- 1/4 Tasse ungesalzene Butter, weich

- 2 Tassen Puderzucker

- 1 Teelöffel Vanilleextrakt

Richtungen:

1. Heizen Sie Ihren Backofen auf 350 °F (175 °C) vor. Eine Muffinform mit Cupcake-Förmchen aus Papier auslegen.

2. In einer mittelgroßen Schüssel Allzweckmehl, Backpulver, Natron, gemahlenen Zimt, gemahlene Muskatnuss und Salz verrühren.

3. In einer separaten großen Schüssel die weiche Butter, den Kristallzucker und den braunen Zucker cremig rühren, bis die Masse hell und locker ist.

4. Die Eier nacheinander unterrühren, gefolgt vom Vanilleextrakt.

5. Geben Sie nach und nach die trockenen Zutaten zu den feuchten Zutaten hinzu und verrühren Sie alles, bis alles gut vermischt ist.

6. Geriebene Karotten, zerdrückte Ananas, Kokosraspeln und gehackte Walnüsse oder Pekannüsse (falls verwendet) unterrühren.

7. Füllen Sie den Teig in die vorbereiteten Cupcake-Förmchen und füllen Sie sie jeweils zu etwa 2/3.

8. Im vorgeheizten Ofen 20–25 Minuten backen oder bis ein Zahnstocher, der in die Mitte eines Cupcakes gesteckt wird, sauber herauskommt.

9. Nehmen Sie die Cupcakes aus dem Ofen und lassen Sie sie einige Minuten in der Muffinform abkühlen, bevor Sie sie zum vollständigen Abkühlen auf einen Rost legen.

10. Während die Cupcakes abkühlen, bereiten Sie das Frischkäse-Frosting vor. In einer Schüssel den weichen Frischkäse und die Butter verrühren, bis eine cremige und glatte Masse entsteht.

11. Fügen Sie nach und nach den Puderzucker hinzu und schlagen Sie weiter, bis alles gut vermischt ist.

12. Den Vanilleextrakt einrühren und glatt rühren.

13. Sobald die Cupcakes vollständig abgekühlt sind, bestreichen Sie sie mit dem Frischkäse-Frosting.

14. Die Karottenkuchen-Cupcakes nach Wunsch mit weiteren Kokosraspeln oder gehackten Nüssen dekorieren.

15. Genießen Sie diese saftigen und aromatischen Karottenkuchen-Cupcakes als köstliches Dessert.

Mandelmehl-Brownies:

- Zubereitungszeit: 10 Minuten

- Kochzeit: 20-25 Minuten

- Portionen: 16 Brownies

Zutaten:

- 1 1/2 Tassen Mandelmehl

- 1/3 Tasse ungesüßtes Kakaopulver

- 1/2 Teelöffel Backpulver

- 1/4 Teelöffel Salz

- 1/2 Tasse ungesalzene Butter, geschmolzen

- 3/4 Tasse Kristallzucker oder Süßungsmittel Ihrer Wahl

- 2 große Eier

- 1 Teelöffel Vanilleextrakt

- 1/2 Tasse Schokoladenstückchen (optional)

Richtungen:

1. Heizen Sie Ihren Backofen auf 350 °F (175 °C) vor. Eine 20 x 20 cm große Backform einfetten oder mit Backpapier auslegen.

2. In einer Schüssel Mandelmehl, Kakaopulver, Backpulver und Salz vermischen. Alles verrühren, bis alles gut vermischt ist.

3. In einer separaten großen Schüssel die geschmolzene Butter und den Kristallzucker gut vermischen.

4. Eier und Vanilleextrakt zur Butter-Zucker-Mischung geben und glatt rühren.

5. Geben Sie nach und nach die trockenen Zutaten zu den feuchten Zutaten hinzu und rühren Sie, bis alles gut vermischt ist. Nicht zu viel mischen.

6. Falls gewünscht, die Schokoladenstückchen unter den Brownie-Teig heben.

7. Den Teig in die vorbereitete Backform füllen und gleichmäßig verteilen.

8. Im vorgeheizten Ofen 20–25 Minuten backen oder bis ein in die Mitte gesteckter Zahnstocher ein paar feuchte Krümel herausholt.

9. Nehmen Sie die Brownies aus dem Ofen und lassen Sie sie in der Pfanne vollständig abkühlen, bevor Sie sie in Scheiben schneiden.

10. Nach dem Abkühlen die Brownies in Quadrate schneiden und servieren.

Himbeer-Kokos-Riegel:

- Zubereitungszeit: 15 Minuten

- Kochzeit: 25 Minuten

- Abkühlzeit: 2 Stunden

- Portionen: 12 Riegel

Zutaten:

- 1 1/2 Tassen Graham-Cracker-Krümel

- 1/2 Tasse ungesalzene Butter, geschmolzen

- 1 Tasse Kokosraspeln

- 1 Dose (14 Unzen) gesüßte Kondensmilch

- 1 Tasse frische oder gefrorene Himbeeren

Richtungen:

1. Heizen Sie Ihren Backofen auf 350 °F (175 °C) vor. Eine 20 x 20 cm große Backform einfetten oder auslegen.

2. In einer Schüssel die Graham-Cracker-Krümel und die geschmolzene Butter vermengen. Mischen, bis die Krümel gleichmäßig bedeckt sind.

3. Drücken Sie die Krümelmischung auf den Boden der vorbereiteten Backform, um eine Kruste zu bilden.

4. Streuen Sie die Kokosraspeln über die Kruste, sodass eine gleichmäßige Schicht entsteht.

5. Gießen Sie die gesüßte Kondensmilch gleichmäßig über die Kokosnussschicht und achten Sie darauf, dass die gesamte Oberfläche bedeckt ist.

6. Die Himbeeren über die Kondensmilchschicht streuen.

7. Im vorgeheizten Ofen 25 Minuten backen oder bis die Ränder goldbraun und die Mitte fest sind.

8. Aus dem Ofen nehmen und die Himbeer-Kokosriegel 10 Minuten in der Pfanne abkühlen lassen.

9. Übertragen Sie die Riegel auf einen Rost und lassen Sie sie vollständig abkühlen.

10. Sobald die Riegel abgekühlt sind, stellen Sie sie mindestens 2 Stunden lang in den Kühlschrank, damit sie fester werden.

11. In Riegel schneiden und servieren.

Erdnussbutter Chocolate Chip Cookies:

- Zubereitungszeit: 15 Minuten

- Kochzeit: 10-12 Minuten

- Portionen: Ungefähr 24 Kekse

Zutaten:

- 1/2 Tasse ungesalzene Butter, weich

- 1/2 Tasse Erdnussbutter (glatt oder stückig)

- 1/2 Tasse Kristallzucker

- 1/2 Tasse brauner Zucker

- 1 großes Ei

- 1 Teelöffel Vanilleextrakt

- 1 und 1/4 Tassen Allzweckmehl

- 1/2 Teelöffel Backpulver

- 1/4 Teelöffel Salz

- 1 Tasse Schokoladenstückchen

Richtungen:

1. Heizen Sie Ihren Backofen auf 375 °F (190 °C) vor. Ein Backblech mit Backpapier auslegen.

2. In einer großen Schüssel die weiche Butter, die Erdnussbutter, den Kristallzucker und den braunen Zucker cremig rühren, bis die Masse hell und locker ist.

3. Ei und Vanilleextrakt unterrühren, bis alles gut vermischt ist.

4. In einer separaten Schüssel Allzweckmehl, Backpulver und Salz verrühren.

5. Geben Sie nach und nach die trockenen Zutaten zu den feuchten Zutaten hinzu und verrühren Sie alles, bis alles gut vermischt ist.

6. Die Schokoladenstückchen einrühren und gleichmäßig im Teig verteilen.

7. Geben Sie abgerundete Esslöffel Teig mit einem Abstand von etwa 5 cm auf das vorbereitete Backblech.

8. Drücken Sie jeden Keks mit einer Gabel leicht flach, sodass ein Kreuzmuster entsteht.

9. Im vorgeheizten Ofen 10–12 Minuten backen oder bis die Kekse an den Rändern goldbraun sind.

10. Nehmen Sie die Kekse aus dem Ofen und lassen Sie sie einige Minuten auf dem Backblech abkühlen, bevor Sie sie zum vollständigen Abkühlen auf einen Rost legen.

11. Bewahren Sie die Erdnussbutter-Schokoladenkekse nach dem Abkühlen in einem luftdichten Behälter auf. Genießen!

Vanilleschoten-Kokos-Eis:

- Zubereitungszeit: 10 Minuten

- Kühlzeit: 4 Stunden oder über Nacht

- Gefrierzeit: 30 Minuten in einer Eismaschine

- Portionen: 4

Zutaten:

- 2 Dosen (je 13,5 Unzen) vollfette Kokosmilch

- 1/2 Tasse Kristallzucker oder Süßungsmittel Ihrer Wahl

- 1 Vanilleschote, der Länge nach gespalten und das Mark herausgeschabt (oder 1 Teelöffel Vanilleextrakt)

- Prise Salz

Richtungen:

1. In einem Topf Kokosmilch, Zucker, Vanilleschotensamen (oder Vanilleextrakt) und Salz vermischen. Erhitzen Sie die Mischung bei mittlerer Hitze und rühren Sie gelegentlich um, bis sie zu dampfen beginnt. Lassen Sie es nicht kochen.

2. Den Topf vom Herd nehmen und die Mischung etwas abkühlen lassen.

3. Entfernen Sie die Vanilleschote (falls verwendet) und geben Sie die Mischung in einen Behälter mit Deckel. Zum gründlichen Abkühlen mindestens 4 Stunden oder über Nacht in den Kühlschrank stellen.

4. Sobald die Mischung abgekühlt ist, gießen Sie sie in eine Eismaschine und rühren Sie sie gemäß den Anweisungen des Herstellers um, normalerweise etwa 30 Minuten lang oder bis das Eis eine Softeis-Konsistenz erreicht.

5. Geben Sie das umgeschlagene Eis in einen Behälter mit Deckel und gefrieren Sie es weitere 2–4 Stunden oder bis es fest ist.

6. Servieren Sie das Vanilleschoten-Kokos-Eis in Schüsseln oder Tüten und genießen Sie den cremigen, tropischen Geschmack.

Zitronenbeere perfekt:

- Zubereitungszeit: 10 Minuten

- Portionen: 2

Zutaten:

- 1 Tasse griechischer Naturjoghurt

- 2 Esslöffel Honig oder Ahornsirup

- Schale von 1 Zitrone

- 1 Tasse gemischte Beeren (wie Erdbeeren, Blaubeeren und Himbeeren)

- 1/4 Tasse Müsli

Richtungen:

1. In einer Schüssel griechischen Joghurt, Honig oder Ahornsirup und Zitronenschale vermischen, bis alles gut vermischt ist.

2. In Serviergläsern oder Schüsseln die Joghurtmischung, die gemischten Beeren und das Müsli schichten.

3. Wiederholen Sie die Schichten, bis alle Zutaten aufgebraucht sind, und geben Sie zum Abschluss einen Klecks Joghurt und eine Prise Müsli darüber.

4. Sofort servieren oder bis zum Servieren im Kühlschrank aufbewahren.

5. Genießen Sie dieses erfrischende und nahrhafte Zitronen-Beeren-Parfait als leichtes Frühstück oder Dessert.

Schokoladen-Chip-Zucchini-Brot:

- Zubereitungszeit: 15 Minuten

- Backzeit: 50-60 Minuten

- Portionen: 1 Laib

Zutaten:

- 1 1/2 Tassen Allzweckmehl

- 1/2 Tasse Kakaopulver

- 1 Teelöffel Backpulver

- 1/2 Teelöffel Backpulver

- 1/2 Teelöffel Salz

- 1/2 Teelöffel gemahlener Zimt

- 1/2 Tasse ungesalzene Butter, geschmolzen

- 1 Tasse Kristallzucker

- 2 große Eier

- 1 Teelöffel Vanilleextrakt

- 1 1/2 Tassen geriebene Zucchini (etwa 1 mittelgroße Zucchini)

- 1 Tasse Schokoladenstückchen

Richtungen:

1. Heizen Sie Ihren Backofen auf 350 °F (175 °C) vor. Fetten Sie eine 9 x 5 Zoll große Kastenform ein oder legen Sie sie mit Backpapier aus.

2. In einer Schüssel Allzweckmehl, Kakaopulver, Natron, Backpulver, Salz und gemahlenen Zimt verrühren.

3. In einer separaten großen Schüssel die geschmolzene Butter und den Kristallzucker schaumig rühren, bis alles gut vermischt ist.

4. Fügen Sie die Eier einzeln hinzu und schlagen Sie nach jeder Zugabe gut durch. Den Vanilleextrakt einrühren.

5. Geben Sie nach und nach die trockenen Zutaten zu den feuchten Zutaten hinzu und verrühren Sie alles, bis alles gut vermischt ist.

6. Die zerkleinerten Zucchini- und Schokoladenstückchen unterheben und darauf achten, dass sie gleichmäßig im Teig verteilt sind.

7. Den Teig in die vorbereitete Kastenform gießen und die Oberseite mit einem Spatel glatt streichen.

8. Im vorgeheizten Ofen 50–60 Minuten backen oder bis ein in die Mitte gesteckter Zahnstocher sauber oder mit ein paar feuchten Krümeln herauskommt.

9. Nehmen Sie das Zucchinibrot aus dem Ofen und lassen Sie es 10 Minuten lang in der Pfanne abkühlen, bevor Sie es zum vollständigen Abkühlen auf einen Rost legen.

10. Nach dem Abkühlen das Schokoladenstückchen-Zucchinibrot in Scheiben schneiden und als köstlichen Snack oder Nachtisch genießen.

Karamellisierte Bananenbecher:

- Zubereitungszeit: 5 Minuten

- Kochzeit: 5 Minuten

- Portionen: 2

Zutaten:

- 2 reife Bananen, geschält und in Scheiben geschnitten

- 2 Esslöffel ungesalzene Butter

- 2 Esslöffel brauner Zucker

- 2 Esslöffel gehackte Nüsse (z. B. Walnüsse oder Pekannüsse)

- Vanilleeis oder gefrorener Joghurt

- Optionale Toppings: Schokoladensauce, Schlagsahne, Maraschinokirschen

Richtungen:

1. In einer beschichteten Pfanne die Butter bei mittlerer Hitze schmelzen.

2. Die geschnittenen Bananen in die Pfanne geben und mit braunem Zucker bestreuen.

3. Die Bananen auf jeder Seite etwa 2-3 Minuten braten, bis sie goldbraun und karamellisiert sind.

4. Nehmen Sie die Pfanne vom Herd und lassen Sie die karamellisierten Bananen etwas abkühlen.

5. Vanilleeis oder gefrorenen Joghurt in Servierschüsseln oder Gläser füllen.

6. Geben Sie die karamellisierten Bananen auf das Eis, bestreuen Sie es mit gehackten Nüssen und beträufeln Sie es mit den gewünschten Toppings wie Schokoladensauce oder Schlagsahne.

7. Servieren Sie die karamellisierten Bananenbecher sofort und genießen Sie die warmen, süßen Aromen kombiniert mit kühlem, cremigem Eis.

Gefrorener Joghurt mit gemischten Beeren:

- Zubereitungszeit: 5 Minuten

- Gefrierzeit: 4-6 Stunden

- Portionen: 4

Zutaten:

- 3 Tassen gemischte Beeren (wie Erdbeeren, Blaubeeren und Himbeeren), frisch oder gefroren

- 2 Tassen griechischer Naturjoghurt

- 1/4 Tasse Honig oder Ahornsirup (je nach Süßewunsch anpassen)

- 1 Teelöffel Vanilleextrakt

Richtungen:

1. Wenn Sie gefrorene Beeren verwenden, lassen Sie diese etwa 10 Minuten lang bei Raumtemperatur leicht auftauen.

2. In einem Mixer oder einer Küchenmaschine die gemischten Beeren, griechischen Joghurt, Honig oder Ahornsirup und Vanilleextrakt vermischen.

3. Mischen Sie die Mischung, bis sie glatt und gut vermischt ist.

4. Gießen Sie die Mischung in eine Eismaschine und rühren Sie sie gemäß den Anweisungen des Herstellers um, normalerweise etwa 20 bis 30 Minuten lang oder bis der gefrorene Joghurt eine Softeis-Konsistenz erreicht hat.

5. Geben Sie den umgeschlagenen gefrorenen Joghurt in einen Behälter mit Deckel und gefrieren Sie ihn weitere 4 bis 6 Stunden oder bis er fest ist.

6. Lassen Sie den gefrorenen Joghurt vor dem Servieren einige Minuten bei Raumtemperatur ruhen, damit er etwas weicher wird.

7. Füllen Sie den gemischten Beeren-Frozen-Joghurt in Schüsseln oder Tüten und genießen Sie seinen erfrischenden und fruchtigen Geschmack.

Kapitel 7:

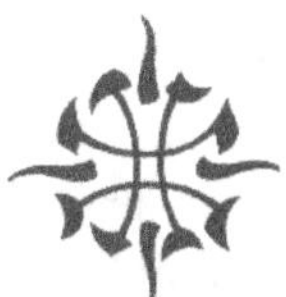

FAZIT UND LETZTE GEDANKEN

Feiern Sie Ihre Reise mit der SIBO Biphasic-Diät:

Herzlichen Glückwunsch zum Abschluss Ihrer Reise mit der SIBO Biphasic-Diät! Es ist ein bedeutender Erfolg und ein Beweis für Ihren Einsatz und Ihr Engagement für die Verbesserung Ihrer Gesundheit. Diese Diät spielt eine entscheidende Rolle bei der Bewältigung der Überwucherung von Dünndarmbakterien (SIBO) und der Wiederherstellung des Gleichgewichts in Ihrem Darm.

Nachdenken über die Vorteile und Herausforderungen der Diät:

Wenn Sie auf Ihre Erfahrungen mit der SIBO Biphasic-Diät zurückblicken, nehmen Sie sich einen Moment Zeit, um die positiven Auswirkungen anzuerkennen, die sie auf Ihre Gesundheit hatte. Diese Diät zielt darauf ab, das übermäßige Wachstum von Bakterien im Dünndarm zu reduzieren und Symptome wie Blähungen, Blähungen und Verdauungsbeschwerden zu lindern. Wenn Sie die Richtlinien der Diät befolgen, können Sie möglicherweise eine Linderung dieser Symptome verspüren und eine Verbesserung Ihres allgemeinen Wohlbefindens feststellen.

Es ist jedoch wichtig, die Herausforderungen anzuerkennen, denen Sie auf dieser Reise gegenüberstanden. Die Einhaltung einer restriktiven Diät kann schwierig sein, und Sie haben möglicherweise Momente der Frustration oder Versuchung erlebt. Denken Sie daran, dass diese Herausforderungen normal und Teil des Prozesses sind. Ihre Entschlossenheit und Ausdauer haben Sie an diesen Punkt gebracht, und das ist es wert, gefeiert zu werden.

> ### *Aufrechterhaltung eines gesunden Lebensstils über die SIBO Biphasic-Diät hinaus:*

Nachdem Sie die SIBO Biphasic-Diät abgeschlossen haben, ist der Übergang zu einem nachhaltigen und gesunden Lebensstil unerlässlich. Auch wenn die Diät vorübergehend Linderung verschafft hat, ist es wichtig, weiterhin Gewohnheiten einzuführen, die Ihre Darmgesundheit und Ihr allgemeines Wohlbefinden unterstützen.

Erwägen Sie, die folgenden Praktiken in Ihren Alltag zu integrieren:

- Konzentrieren Sie sich auf eine ausgewogene Ernährung, die eine Vielzahl nährstoffreicher Lebensmittel wie Obst, Gemüse, mageres Eiweiß, Vollkornprodukte und gesunde Fette umfasst.

- Bleiben Sie hydriert, indem Sie den ganzen Tag über ausreichend Wasser trinken.

- Priorisieren Sie Stressbewältigungstechniken wie Meditation, Yoga oder Aktivitäten, die Ihnen Spaß machen.

- Richten Sie ein regelmäßiges Trainingsprogramm ein, das Ihren Vorlieben und körperlichen Fähigkeiten entspricht.

- Sorgen Sie für ausreichend Schlaf, um die Heilungs- und Erholungsprozesse Ihres Körpers zu unterstützen.

- Wenden Sie sich an einen Arzt oder einen registrierten Ernährungsberater, um einen personalisierten Plan zu entwickeln, der auf Ihre spezifischen Bedürfnisse und Gesundheitsziele abgestimmt ist.

Ermutigung und Unterstützung für den weiteren Erfolg:

Denken Sie auf Ihrem weiteren Weg zu optimaler Gesundheit daran, dass der Erfolg nicht immer linear verläuft. Auf dem Weg mag es Höhen und Tiefen geben, aber jeder Schritt vorwärts zählt. Begrüßen Sie die Fortschritte, die Sie gemacht haben, und bleiben Sie motiviert, einen gesunden Lebensstil aufrechtzuerhalten.

Umgeben Sie sich mit einem Unterstützungssystem, das Ihre Ziele versteht und fördert. Teilen Sie Ihre Erfahrungen mit Ihren Lieben, schließen Sie sich Selbsthilfegruppen an oder lassen Sie sich von medizinischem Fachpersonal beraten, das sich auf die Darmgesundheit spezialisiert hat. Durch den Aufbau eines Unterstützungsnetzwerks erhalten Sie wertvolle Einblicke, Ratschläge und Ermutigung, wenn Sie diese am meisten benötigen.

Anerkennung und Dank:

Nehmen Sie sich einen Moment Zeit, um sich selbst und denen zu danken, die Sie auf Ihrer Reise unterstützt haben. Erkennen Sie Ihre eigene Stärke, Belastbarkeit und Ihr Engagement für die Verbesserung Ihrer Gesundheit. Drücken Sie außerdem Ihre Wertschätzung für die Personen aus, die Ihnen bei jedem Schritt zur Seite standen – Familie, Freunde, medizinische Fachkräfte und alle, die Ihnen Rat und Unterstützung gegeben haben.

Denken Sie daran, dass Sie auf dieser Reise nicht allein sind und dass Ihnen Ressourcen und Communities zur Verfügung stehen, die Ihnen helfen können. Feiern Sie Ihre Erfolge, lernen Sie aus den Herausforderungen und gehen Sie mit Zuversicht und Entschlossenheit weiter. Wir wünschen Ihnen weiterhin viel Erfolg und ein gesundes, pulsierendes Leben.